Mosab Nouraldein Mohammed

Visão geral da malária Vivax

Mosab Nouraldein Mohammed

Visão geral da malária Vivax

ScienciaScripts

Imprint
Any brand names and product names mentioned in this book are subject to trademark, brand or patent protection and are trademarks or registered trademarks of their respective holders. The use of brand names, product names, common names, trade names, product descriptions etc. even without a particular marking in this work is in no way to be construed to mean that such names may be regarded as unrestricted in respect of trademark and brand protection legislation and could thus be used by anyone.

Cover image: www.ingimage.com

This book is a translation from the original published under ISBN 978-613-5-84665-2.

Publisher:
Sciencia Scripts
is a trademark of
Dodo Books Indian Ocean Ltd. and OmniScriptum S.R.L Publishing group
Str. Armeneasca 28/1, office 1, Chisinau MD-2012, Republic of Moldova, Europe
Printed at: see last page
ISBN: 978-620-5-36191-7

ÍNDICE:

CAPÍTULO 1

Introdução

Plasmodium vivax é um parasita protozoário e um agente patogénico humano. A causa mais frequente e amplamente distribuída da malária recorrente (Benigna terciana), P. vivax é uma das seis espécies de parasitas da malária que normalmente infectam os seres humanos. É menos virulento do que Plasmodium falciparum, o mais mortal dos seis, mas a malária vivax pode levar a doenças graves e à morte devido a esplenomegalia (um baço patologicamente aumentado). Afectou até oito presidentes dos EUA - incluindo George Washington e Abraham Lincoln - e pode ter ajudado a matar Genghis Khan. P. vivax é transportado pelo mosquito fêmea Anopheles, uma vez que é apenas a fêmea da espécie que morde.

P. vivax foi encontrado principalmente nos Estados Unidos, América Latina, e em algumas partes de África. Mais recentemente tornou-se uma praga de países de baixo e médio rendimento, excepto os da África subsaariana, onde o mapa de P. vivax tem um furo conspícuo. No seu conjunto, representa 65% dos casos de malária na Ásia e na América do Sul.

medida que as taxas globais de malária diminuem numa região, a sua proporção de casos aumenta. Estima-se que 2,5 mil milhões de pessoas estão em risco de infecção por este organismo.

Embora as Américas contribuam com 22% da área global em risco, as áreas altamente endémicas são geralmente escassamente povoadas e a região contribui apenas com 6% da população total em risco. Em África, a falta generalizada do antigénio Duffy na população tem assegurado que a transmissão estável é limitada a Madagáscar e a partes do Corno de África. Contribui com 3,5% da população mundial em risco. A Ásia Central é responsável por 82% da população mundial em risco, com áreas altamente endémicas a coincidir com populações densas, particularmente na Índia e em Mianmar. O Sudeste Asiático tem áreas de elevada endemicidade na Indonésia e Papua Nova Guiné e contribui globalmente com 9% da população mundial em risco.

P. vivax é transportado por pelo menos 71 espécies de mosquitos. Muitos vectores vivax vivem alegremente em climas temperados - tão ao norte como a Finlândia. Alguns preferem morder ao ar livre ou durante o dia, prejudicando a eficácia dos insecticidas de interior e das redes de cama. Várias espécies vectoriais chave ainda têm de ser cultivadas em laboratório para um estudo mais aprofundado, e a resistência aos insecticidas não é quantificada.

P. vivax pode povoar a corrente sanguínea com parasitas em fase sexual - a forma captada por mosquitos a caminho da próxima vítima - mesmo antes de um doente apresentar sintomas. Isto significa que tratar prontamente pacientes sintomáticos não ajuda necessariamente a parar um surto, como acontece com a malária falciparum, em que as febres ocorrem à medida que as fases sexuais se desenvolvem. Mesmo quando os sintomas aparecem, porque normalmente não são imediatamente fatais, o parasita continua a multiplicar-se.

O parasita pode ficar adormecido no fígado durante dias a anos, não causando sintomas e permanecendo indetectável nas análises ao sangue. Eles formam o que se chama hipnozoitos (o nome deriva de "parasitas adormecidos"), uma forma pequena que se aninha dentro de uma célula hepática individual. Os hipnozoitos permitem que o parasita sobreviva em zonas mais temperadas, onde os mosquitos picam apenas parte do ano.

Uma única picada infecciosa pode desencadear seis ou mais recaídas por ano, deixando os doentes mais vulneráveis a outras doenças. Outras doenças infecciosas, incluindo a malária falciparum, parecem desencadear recidivas. (1)

História

A história da malária estende-se desde a sua origem pré-histórica como uma doença zoonótica nos primatas da África até ao século XXI. Uma doença infecciosa humana generalizada e potencialmente letal, no seu auge a malária infestou todos os continentes, excepto a Antárctida. A sua prevenção e tratamento têm sido alvo de atenção na ciência e medicina há centenas de anos. Desde a descoberta dos parasitas que a causam, a atenção da investigação tem-se concentrado na sua biologia, bem como na dos mosquitos que transmitem os parasitas. As referências às suas febres únicas e periódicas são encontradas ao longo da história registada com início no primeiro milénio a.C. na China.

Durante milhares de anos, os remédios tradicionais à base de ervas têm sido utilizados para tratar a malária. O primeiro tratamento eficaz contra a malária veio da casca da árvore de cinchona, que contém quinino. Após a ligação aos mosquitos e seus parasitas ter sido identificada no início do século XX, foram iniciadas medidas de controlo do mosquito, tais como a utilização generalizada do insecticida DDT, drenagem de pântanos, cobertura ou lubrificação da superfície de fontes de água abertas, pulverização residual interna e utilização de redes tratadas com insecticida. Foi prescrito quinino profilático em áreas endémicas de malária, e foram utilizados novos medicamentos terapêuticos, incluindo cloroquina e artemisininas, para resistir ao flagelo. Actualmente, a artemisinina está presente em todos os medicamentos aplicados no tratamento do paludismo. Depois de introduzir a artemisinina como cura administrada juntamente com outros remédios, a mortalidade em África diminuiu para metade.

As primeiras provas de parasitas da malária foram encontradas em mosquitos preservados em âmbar do período Palaeogene, com aproximadamente 30 milhões de anos de idade. O paludismo humano teve provavelmente origem em África e foi desenvolvido com os seus hospedeiros, mosquitos e primatas não humanos. Os protozoários da malária são diversificados em linhagens de primatas, roedores, aves, e répteis hospedeiros. Os humanos podem ter originalmente apanhado Plasmodium falciparum dos gorilas. P. vivax, outra espécie de Plasmodium malarial entre as seis que infectam os humanos, também provavelmente originária de gorilas e chimpanzés africanos. Outra espécie malária recentemente descoberta como sendo transmissível aos humanos, P. knowlesi, originou-se em macacos macacos asiáticos. Embora P. malariae seja altamente hospedeiro específico dos humanos, há algumas provas de que entre os chimpanzés selvagens persiste um baixo nível de infecção não-sintomática.

Há cerca de 10.000 anos, a malária começou a ter um grande impacto na sobrevivência humana, coincidindo com o início da agricultura na revolução Neolítica. As consequências incluíram a selecção natural para a doença falciforme, talassaemias, deficiência de glucose-6-fosfato desidrogenase, ovalocitose do sudeste asiático, eliptocitose e perda do antigénio

Gerbich (glicophorina C) e do antigénio Duffy nos eritrócitos, porque tais doenças sanguíneas conferem uma vantagem selectiva contra a infecção por malária (selecção de equilíbrio). Os três principais tipos de resistência genética hereditária (doença falciforme, talassaemias, e deficiência de glucose-6-fosfato desidrogenase) estavam presentes no mundo mediterrânico na época do Império Romano, há cerca de 2000 anos atrás.

Os métodos moleculares confirmaram a elevada prevalência da malária P. falciparum no antigo Egipto. O historiador grego Antigo Heródoto escreveu que os construtores das pirâmides egípcias (cerca de 2700-1700 a.C.) receberam grandes quantidades de alho, provavelmente para os proteger contra a malária. O faraó Sneferu, fundador da Quarta Dinastia do Egipto, que reinou por volta de 2613-2589 a.C., utilizava redes de cama como protecção contra os mosquitos. Cleópatra VII, o último Faraó do Antigo Egipto, dormiu igualmente sob uma rede mosquiteira. No entanto, desconhece-se se as redes mosquiteiras eram utilizadas para fins de prevenção da malária, ou para fins mais mundanos de evitar o desconforto das picadas de mosquitos. A presença da malária no Egipto a partir de cerca de 800 a.C. foi confirmada utilizando métodos baseados no ADN.

A malária tornou-se amplamente reconhecida na Grécia antiga no século IV a.C., e está implicada no declínio de muitas populações das cidades-estado. O termo piaopa (grego para miasma): "mancha, poluição", foi cunhado por Hipócrates de Kos que o utilizou para descrever fumos perigosos do solo que são transportados pelos ventos e podem causar doenças graves. Hipócrates (460-370 a.C.), o "pai da medicina", relacionou a presença de febres intermitentes com condições climáticas e ambientais e classificou a febre de acordo com a periodicidade: Gk.: tritaios pyretos / L.: febris tertiana (febre de três em três dias), e Gk.: tetartaios pyretos / L.: febris quartana (febre de quatro em quatro dias).

O chinês Huangdi Neijing (O Cânone Interior do Imperador Amarelo) datado de ~300 a.C. - 200 d.C. refere-se aparentemente a febres paroxísticas repetidas associadas a baços aumentados e a uma tendência para a ocorrência de epidemias. Cerca de 168 a.C., o remédio herbal Qing-hao (Artemisia annua) entrou em uso na China para tratar hemorróidas femininas (Wushi'er bingfang traduzido como "Receitas para 52 tipos de doenças" desenterradas do Mawangdui).Qing-hao foi inicialmente recomendado por Ge Hong para episódios de febre aguda intermitente como um medicamento eficaz no manuscrito chinês do século IV Zhou hou bei ji fang, geralmente traduzido como "Prescrições de emergência guardadas na manga". A sua recomendação era mergulhar as plantas frescas da erva artemísia em água fria, espremê-la e ingerir o sumo amargo expresso no seu estado bruto.

A "febre romana" refere-se a uma estirpe particularmente mortal de malária que afectou a Campagna romana e a cidade de Roma ao longo de várias épocas da história. Uma epidemia de febre romana durante o século V d.C. pode ter contribuído para a queda do império romano. Os muitos remédios para reduzir o baço em Pedanius Dioscorides's De Materia Medica foram sugeridos como sendo uma resposta à malária crónica no império romano.

Em 835, a celebração do Hallowmas (Dia de Todos os Santos) foi transferida de Maio para Novembro a mando do Papa Gregório IV, por "razões práticas de que Roma no Verão não podia acomodar o grande número de peregrinos que a ela afluíam", e talvez devido a considerações de saúde pública relacionadas com a Febre Romana, que ceifou uma série de vidas de peregrinos durante os Verões sombrios da região.

O nome malária derivada da má ária ("mau ar" em italiano medieval). Esta ideia veio dos antigos romanos que pensavam que esta doença vinha dos horríveis fumos dos pântanos. A palavra malária tem as suas raízes na teoria do miasma, tal como descrita pelo historiador e chanceler de Florença Leonardo Bruni no seu Historiarum Florentini populi libri XII, que foi o primeiro grande exemplo da escrita histórica da Renascença:

Depois dos florentinos terem conquistado este reduto, depois de colocarem nele bons guardiões, estavam a discutir entre eles como proceder. Para alguns deles, parecia mais útil e necessário reduzir o exército, mais ainda por ser extremamente stressado por doenças e mau ar, e devido aos acampamentos duráveis e difíceis em lugares insalubres durante o Outono. Consideraram ainda que o exército foi reduzido em número devido às licenças de licença concedidas a muitos soldados pelos seus oficiais. De facto, durante o cerco, muitos soldados tinham pedido e obtido autorizações de saída devido às dificuldades e medo de doenças do campo.

As planícies costeiras do sul de Itália caíram de proeminência internacional quando o paludismo se expandiu no século XVI. Mais ou menos ao mesmo tempo, nos pântanos costeiros de Inglaterra, a mortalidade por "febre dos pântanos" ou "febre terciana" (febre: via francesa de acuta latina medieval (febris), febre aguda) era comparável à da África subsaariana de hoje. William Shakespeare nasceu no início do período especialmente frio a que os climatologistas chamam a "Pequena Idade do Gelo", mas estava suficientemente consciente da devastação da doença para a mencionar em oito das suas peças.

Relatos médicos e relatórios antigos de autópsias afirmam que as febres terciárias causaram a morte de quatro membros da proeminente família Medici de Florença. Estas alegações têm sido confirmadas com metodologias mais modernas.

Em 1717, a pigmentação escura de um baço e cérebro postmortem foi publicada pelo epidemiologista Giovanni Maria Lancisi no seu livro de texto De noxiis paludum effluviis eorumque remediis. Este foi um dos primeiros relatórios do aumento característico do baço e da cor escura do baço e do cérebro, que são as indicações post mortem mais constantes de infecção crónica por paludismo. Relacionou a prevalência da malária nas zonas pantanosas com a presença de moscas e recomendou a drenagem do pântano para a sua prevenção.

Em 1848, o anatomista alemão Johann Heinrich Meckel, registou grânulos de pigmento castanho-preto no sangue e baço de um paciente que tinha morrido num hospital psiquiátrico. Pensava-se que Meckel tinha estado a observar os parasitas da malária sem se aperceber; ele não mencionou a malária no seu relatório. Hipotecou que o pigmento era melanina. A relação causal do pigmento com o parasita foi estabelecida em 1880, quando o médico francês Charles Louis Alphonse Laveran, trabalhando no hospital militar de Constantine, Argélia, observou parasitas pigmentados dentro dos glóbulos vermelhos das pessoas que sofriam de malária. Ele testemunhou os acontecimentos da exflagelação e convenceu-se de que os flagelos em movimento eram microrganismos parasitas. Observou que o quinino removeu os parasitas do sangue. Laveran chamou a este organismo microscópico Oscillaria malariae e propôs que a malária era causada por este protozoário. Esta descoberta permaneceu controversa até ao desenvolvimento da lente de imersão em óleo em 1884 e de métodos de coloração superiores em 1890-1891.

Em 1885, Ettore Marchiafava, Angelo Celli e Camillo Golgi estudaram os ciclos de reprodução do sangue humano (ciclos Golgi). Golgi observou que todos os parasitas presentes no sangue se dividiam quase simultaneamente em intervalos regulares e que essa divisão coincidia com ataques de febre. Em 1886 Golgi descreveu as diferenças morfológicas que ainda são utilizadas para distinguir duas espécies de parasitas da malária Plasmodium vivax e Plasmodium malariae. Pouco depois deste Sakharov em 1889 e Marchiafava & Celli em 1890 identificaram independentemente Plasmodium falciparum como uma espécie distinta de P. vivax e P. malariae. Em 1890, Grassi e Feletti reviram a informação disponível e nomearam tanto P. malariae como P. vivax (embora dentro do género Haemamoeba.)[61] Em 1890, o germe de Laveran era geralmente aceite, mas a maioria das suas ideias iniciais tinha sido descartada a favor do trabalho taxonómico e da patologia clínica da escola italiana. Marchiafava e Celli chamavam ao novo microrganismo Plasmodium. H. vivax foi logo renomeado Plasmodium vivax. Em 1892. [2]

CAPÍTULO 2

Epidemiologia

Plasmodium vivax é a malária humana mais disseminada, colocando 2,5 mil milhões de pessoas em risco de infecção. As suas características biológicas e epidemiológicas únicas colocam desafios às estratégias de controlo que têm sido principalmente dirigidas contra o Plasmodium falciparum.

Ao contrário do P. falciparum, as infecções por P. vivax têm tipicamente uma parasitemia em fase sanguínea baixa, com o aparecimento de gametócitos antes de a doença se manifestar, e estágios hepáticos adormecidos que causam recaídas. Estas características afectam tanto a sua distribuição geográfica como os padrões de transmissão. Infecções assintomáticas, grupos de alto risco, e os casos resultantes são descritos nesta revisão. Apesar de medições de prevalência relativamente baixas e níveis de parasitemia, juntamente com proporções elevadas de casos assintomáticos, este parasita não é benigno.

O plasmodium vivax pode ser associado a doenças graves e mesmo fatais. A disseminação da resistência à cloroquina contra o ataque agudo, e a inadequação operacional da primaquina contra os múltiplos ataques de recaída, exacerba o risco de maus resultados entre as dezenas de milhões de pessoas que sofrem de infecção todos os anos. Sem estratégias que tenham em conta estas características específicas de P. vivax, o progresso no sentido da eliminação da transmissão endémica da malária será substancialmente impedido.

Geografia da malária vivax:

Plasmodium vivax ocorre em toda a área geográfica mais vasta das malárias humanas, estendendo-se muito para além dos limites do P. falciparum em climas temperados. Isto é permitido por parasitas intracelulares adormecidos no fígado humano, um abrigo seguro contra ataques imunitários durante longas estações frias sem mosquitos, quando não é possível a transmissão e propagação posterior.

O Plasmodium vivax depende do antigénio Duffy para invadir os glóbulos vermelhos. Os indivíduos que não expressam o antigénio Duffy têm, portanto, sido considerados refractários à infecção por P. vivax e a prevalência de populações negativas de Duffy deve ser considerada em previsões e mapas de endemicidade de P. vivax. Há muito que se pensava que o Plasmodium vivax estava ausente em partes de África onde o fenótipo negativo de Duffy ocorre a frequências muito elevadas.

Descobertas recentes de infecções por P. vivax em pacientes negativos de Duffy levantam a possibilidade de um mecanismo de invasão alternativo a Duffy, mas é necessária mais investigação para avaliar a importância destas descobertas para a saúde pública. O mapa global de P. vivax aqui apresentado tem em conta estimativas da prevalência da negatividade de Duffy como um indicador da população refractária à infecção.28 A ocorrência regular de diagnósticos de P. vivax em doentes europeus e americanos que viajaram apenas para áreas de África dominadas pela negatividade de Duffy, e uma revisão formal da evidência da transmissão de P. vivax em África, enfatiza a importância de resistir à tentação de considerar estas zonas como livres do risco de P. vivax.

Os níveis de endemicidade de P. vivax variam muito entre as regiões da Organização Mundial de Saúde (OMS). Fora de África, o P. vivax é a espécie dominante, com uma prevalência relativamente elevada de infecção nas regiões do Sudeste Asiático e do Pacífico Ocidental. A endemicidade relativamente elevada também ocorre na maioria das Américas, mas em áreas muito menos densamente povoadas.

Os dados a partir dos quais estimar a extensão geográfica da transmissão de P. vivax em África são limitados. A elevada endemicidade de P. falciparum em grande parte desse continente, associada à elevada prevalência da negatividade de Duffy, ensombra a recolha de dados específicos de P. vivax como uma prioridade. Provas indirectas de viajantes que regressam sugerem que o P. vivax está presente em baixa endemicidade em quase todos os países da África subsaariana.

Como a transmissão de P. vivax pode ser sustentada em populações que se sabe serem predominantemente negativas Duffy não é bem compreendida. No entanto, no caso do Plasmodium ovale no Pacífico Asiático, tal endemicidade crónica sem prevalência mensurável é conhecida.

A biologia do P. vivax, em particular a sua capacidade de recidivas repetidas de uma única inoculação de mosquito, associada ao aparecimento muito precoce de gametócitos no decurso da infecção em fase sanguínea, talvez permita a sobrevivência do parasita apesar da probabilidade relativamente baixa de propagação no sangue. Além disso, a mobilidade da população juntamente com a imigração pode ampliar a heterogeneidade do fenótipo Duffy e aumentar a população de hospedeiros vulneráveis Duffy-positivos capazes de sustentar a infecção. Vinte dos 95 países endémicos de P. vivax encontram-se no Sudeste Asiático e nas regiões do Pacífico ocidental, e as suas populações compreendem 83% do PAR global de P. vivax.

Relapse Epidemiology:
Os hipnozoítos causam múltiplos ataques clínicos a partir de uma única picada de um mosquito infectado com P. vivax. Em contraste, a infecção do fígado por P. falciparum produz uma única infecção em fase de sangue. Por outras palavras, "infecção" como um evento no P. falciparum é singular e clara, enquanto que o mesmo no P. vivax assume uma pluralidade e ambiguidade complexas num sentido epidemiológico.

A recorrência de parasitas assexuais de P. vivax no sangue periférico pode derivar de três fontes distintas: recaída (de hipnozoitos), recrudescência (de parasitemia assexual sub-patente), ou reinfecção (por nova inoculação de esporozoitos por mosquito). No entanto, pode ser inferido a nível populacional: a força da infecção atribuível aos esporozoitos versus hipnozoitos pode ser estimada através de ensaios clínicos aleatórios comparando as taxas de recorrência entre os braços de tratamento com e sem primaquina.

Tal investigação numa área altamente endémica da Papua Nova Guiné, onde os parasitas têm uma curta frequência de recaídas de cerca de um mês, estimou que as recaídas causaram aproximadamente 50% das infecções do estádio sanguíneo e mais de 60% dos episódios clínicos nos primeiros 3 meses após a intervenção do medicamento. As recidivas podem muito bem ser a origem predominante da maioria dos ataques clínicos de P. vivax em todo o mundo endémico.

A variação geográfica da taxa e do momento em que uma "estirpe" de P. vivax pode recair é conhecida há muito tempo. As estirpes temperadas e subtropicais do parasita apresentam um longo período de incubação ou um longo atraso entre as infecções primárias e a recidiva (cerca de 8-10 meses). As estirpes tropicais são caracterizadas por curtos períodos de incubação e curtos intervalos de recidiva. A forma como as recaídas de hipnozoítos são desencadeadas, e a fonte desta variação fenotípica, permanecem desconhecidas.

O mecanismo de recidiva pode ser uma característica adaptativa do parasita para seqüestrar ou "hibernar" durante condições inóspitas para os vetores Anopheles. Outra teoria é que os hipnozoítos latentes são activados por doença febril sistémica, o que explica as observações de múltiplas recidivas a intervalos regulares (aparentemente desencadeadas), genótipos heterólogos em recidivas, e o que parece ser uma alta frequência de recidivas após infecções por P. falciparum.49,65,67 Outras hipóteses levantam a hipótese de que uma picada de mosquito (e as suas complexas consequências imunológicas) pode desencadear recidivas.68 No entanto, observações de infecções induzidas por esporozoite em prisioneiros voluntários norte-americanos durante as décadas de 1940 e 1950 indicam que as recaídas ocorrem a intervalos e taxas previsíveis, sem qualquer estímulo ou estímulo conhecido.51 Além disso, descobertas de Shute e outros64 sugeriram que os esporozoítos individuais foram geneticamente programados quer para o desenvolvimento directo de tecidos com ataque primário precoce, quer para a latência e ataque primário muito tardio. Observaram ataques primários precoces com a estirpe norte-coreana tipicamente latente a longo prazo, mas apenas quando o inóculo do esporozoite era muito elevado: esta estirpe tinha frequências relativamente altas de esporozoitos com latência geneticamente definida, e os definidos para um desenvolvimento rápido eram tão raros que não ocorriam normalmente com os números normalmente baixos de esporozoitos de inoculação natural.

Os padrões de recidiva regionais específicos devem ser considerados ao avaliar a estratégia e as tácticas de controlo e eliminação.

O impacto do controlo vectorial na incidência e prevalência da malária P. vivax pode ser menos rápido do que o observado para o P. falciparum, com a magnitude da diferença dependente do fenótipo de recidiva da região. Os efeitos podem ser mais lentos a materializar-se em regiões caracterizadas por estirpes de longa latência ou altas taxas de recidiva (mesmo em áreas com menor latência). As regiões das Américas, Sudeste Asiático e Pacífico Ocidental da OMS abrigam todas as estirpes que recidivam rápida e repetidamente após uma infecção primária.

O subcontinente indiano e a África subsaariana têm frequências e periodicidade de recidiva variáveis, mas mostram um tempo moderado para a recidiva em geral. Tempos mais longos de recidiva são mostrados em áreas em torno do Mediterrâneo e da América Central, com os períodos mais longos de latência na China e na Península da Coreia. No entanto, a presença de estirpes de latência longa pode ser generalizada. É difícil excluir a sua presença entre as múltiplas estirpes frequentemente recidivantes nos trópicos. Estas precauções, aliadas aos receios de uma potencial hemólise induzida por primatas que impedem fortemente a sua eficácia, realçam a complexidade e dificuldade que a recidiva traz à epidemiologia e controlo de P. vivax.

Grupos de Alto Risco:
Os grupos populacionais com maior risco de infecção por P. vivax são determinados por factores imunológicos directamente associados à intensidade da transmissão local, genética do hospedeiro e traços comportamentais que afectam a exposição a picadas infecciosas. Como tal, os grupos de risco primário diferem entre os cenários epidemiológicos e a evolução à medida que a endemicidade diminui no sentido da eliminação. Os principais factores de risco são aqui considerados, embora as comorbidades e a má nutrição, que são discutidas mais tarde em relação aos aspectos clínicos da doença grave, sejam também importantes factores de risco de infecção e resultados graves.

Idade:
A distribuição das infecções por Plasmodium numa comunidade varia num padrão previsível em função da idade e da intensidade de transmissão. Em áreas relativamente mais endémicas, as crianças pequenas suportam o fardo da doença, porque na adolescência os indivíduos terão desenvolvido imunidade contra a doença sintomática. No entanto, nos cenários muito mais comuns de baixa transmissão, as infecções podem não ocorrer com a frequência suficiente para permitir o desenvolvimento da imunidade protectora, e nestas comunidades, a infecção sintomática está distribuída de forma mais uniforme entre os grupos etários. Caracteriza estes padrões em diferentes cenários de endemicidade.
O padrão aplica-se tanto ao P. falciparum como ao P. vivax, mas estudos de áreas co-endémicas de alta transmissão da Papua Nova Guiné e do leste da Indonésia relatam um pico anterior em casos de P. vivax com cerca de 2 anos de idade em comparação com 5-10 anos para o P. falciparum, reflectindo uma aquisição "mais rápida" de imunidade ao P. vivax (o papel da idade per se versus a exposição cumulativa nestas taxas não é claro).
Nestes cenários de alta endemicidade, o P. vivax clínico é relativamente raro em crianças com mais de 5 anos de idade. Este pico de idade mais precoce para o P. vivax também foi relatado em cenários de menor intensidade de transmissão no Sri Lanka, Tailândia e Mianmar. As razões para esta disparidade entre as taxas de aquisição natural de imunidade contra ambos os parasitas continuam incertas, mas estudos de infecções induzidas em laboratório durante a década de 1930 sugeriram que a aquisição de imunidade com menos ataques clínicos era uma propriedade intrínseca do P. vivax.

Alternativamente, foi também levantada a hipótese de resultar de uma maior exposição à parasitemia do estádio sanguíneo de P. vivax devido a recidivas. Dados de casos de áreas próximas da eliminação (como o Sri Lanka e a Malásia) também reflectem estas mudanças de idade na carga da doença de crianças pequenas para todas as idades, em função da intensidade de transmissão variável ao longo do tempo.

Ambiente Ecológico:
Os residentes das zonas urbanas estão geralmente em menor risco de infecção por malária devido a condições ecológicas artificiais inóspitas para a maioria das espécies vetoriais Anopheles. Anopheles stephensi, comum em toda a Península Arábica e no subcontinente indiano, e a leste no sul da China, é uma excepção à maioria dos vectores do paludismo por estar bem adaptada à sobrevivência em habitats urbanos. As evidências discutidas neste

suplemento de revisão da epidemiologia de P. vivax na Índia sugerem uma tendência para o aumento da prevalência da infecção nas cidades indianas, talvez ligada a mudanças no uso do solo como parte de projectos de construção de urbanização, criando habitats de reprodução e potencialmente também resultante de um maior movimento populacional entre ambientes urbanos e rurais. Além disso, a bionomia dos mosquitos Anopheles em muitas áreas endémicas de P. vivax é diferente da que existe em África. Por exemplo, as tendências exófilas e zoofílicas das espécies vectoriais dominantes na Ásia tornam menos eficazes as estratégias padrão de controlo da malária de pulverização residual interna e as redes tratadas com insecticida.

Os trabalhadores migrantes representam um grupo de risco de especial prioridade para os esforços de controlo da malária. Muitos migrantes trabalham em ambientes de alto risco, tais como florestas naturais, plantações de óleo de palma ou de borracha, e explorações piscícolas. Em áreas onde ocorreram grandes mudanças epidemiológicas no sentido da eliminação, estes trabalhadores migrantes, predominantemente machos adultos, sustentam a transmissão. O seu comportamento móvel, juntamente com uma série de factores sociais, legais, económicos e geográficos, limita o seu acesso e contacto com os sistemas de prestação de cuidados de saúde, colocando-se a si próprios e aos que se encontram nas áreas por onde vivem e transitam com risco sustentado de transmissão.

Gravidez:

As mulheres grávidas e os bebés são um grupo de risco primário para ameaçar a malária vivax clínica, resultando em morbilidade e mortalidade materna, infantil e fetal relativamente elevadas.

A anemia materna96 aumenta os riscos de parto prematuro, nado-morto e redução do peso à nascença.93,97 Estudos na Tailândia descobriram que o paludismo grave é três vezes (intervalo de confiança de 95% [IC]: 1,4-6,2) mais comum em mulheres grávidas do que não grávidas,98 e as probabilidades de aborto espontâneo cerca de três vezes mais elevadas para mulheres infectadas com P. falciparum (razão de probabilidade ajustada [AOR]: 2,7, 95% CI: 2,1-3,4) ou P. vivax (AOR: 3,1, 95% CI: 2,4-3,9) do que para mulheres sem paludismo. Dados da Indonésia sugeriram que o desencadeador de resultados graves foram os sintomas de infecção e não a parasitemia per se, e o tratamento imediato das infecções durante o primeiro trimestre pode evitar reduções significativas do peso à nascença. A contra-indicação de tratamento primaquinal de mulheres grávidas/lactantes e lactentes expõe estes grupos altamente vulneráveis à ameaça inerente aos repetidos ataques clínicos a intervalos curtos.

Factores genéticos do hospedeiro:

Encontram-se vários traços genéticos humanos aparentemente deletérios que afectam os eritrócitos com as frequências mais elevadas nas populações das zonas endémicas da malária. Dada esta observação, a "hipótese da malária" sugere que estas doenças do sangue podem conferir protecção contra a doença da malária. Embora a maioria da investigação se tenha concentrado no P. falciparum (especialmente com a doença falciforme), verificou-se que alguns polimorfismos conferem protecção contra o P. vivax. Por exemplo, a ovalocitose do sudeste asiático na Papua Nova Guiné pode conferir resistência parcial à infecção, tal como certas variantes da deficiência de glucose-6-fosfato desidrogenase (G6PD). Em contraste, tanto a talassemia alfa como a talassemia beta foram associadas a um risco acrescido de parasitemia de P. vivax.

Os factores genéticos do hospedeiro podem, portanto, desempenhar um papel na determinação de grupos com risco aumentado de infecção por P. vivax, ou grupos inatamente protegidos de infecção clínica, mas são necessárias mais provas específicas de P. vivax - para tirar conclusões concretas e quantificar os níveis de risco alterados.

Infecções Assintomáticas do Estágio Sanguíneo:

As infecções assintomáticas por P. vivax em populações são frequentemente citadas como uma barreira ao controlo, tal como o reservatório indetectável de infecções por hipnozoítos no fígado.

Infecções assintomáticas do estádio sanguíneo, sejam elas decorrentes de esporozoitos, hipnozoitos, ou infecções primárias insuficientemente tratadas. A detectabilidade das infecções varia ao longo do tempo, com febre e sintomas que normalmente ocorrem precocemente, quando ocorrem de todo.

Dependendo do cenário, normalmente uma pequena proporção de infecções em fase sanguínea desencadeia sintomas e procura de tratamento, enquanto uma proporção muito maior de infecções será assintomática, sub-patente, ou dormente.41 Para infecções que não são tratadas ou tratadas incorrectamente, a resolução dos sintomas é seguida por uma infecção assintomática muito mais longa que é progressivamente menos susceptível de ser detectada à medida que envelhece.

Diferentes proporções de infecções assintomáticas e subpatentes serão detectadas com base no método de inquérito (ou seja, longitudinal versus transversal), nos diagnósticos utilizados, e no momento do inquérito no que diz respeito a surtos recentes ou sazonais de transmissão A proporção de infecções assintomáticas varia com a intensidade de transmissão de tal forma que, em cenários de baixa transmissão, existe uma proporção mais elevada de portadores assintomáticos.46 Por natureza assintomática, estes indivíduos têm menos probabilidades de serem tratados e, por conseguinte, as infecções assintomáticas persistirão durante mais tempo numa população. [3]

Biologia

O ciclo de vida do Plasmodium vivax é digenético, ou seja, completam o seu ciclo de vida em dois hospedeiros:

1. Hospedeiro primário ou hospedeiro definitivo: O mosquito Anopheles fêmea é o hospedeiro primário. O organismo que contém a fase sexual do parasita e é considerado como hospedeiro definitivo.

2. Hospedeiro secundário ou hospedeiro intermédio: o humano é o hospedeiro secundário. O humano contém uma fase assexuada do parasita e desenvolve sintomas de doença devido à presença do parasita e é designado como hospedeiro secundário.

O ciclo de vida do Plasmodium vivax está dividido em:

1. Ciclo de vida assexual ou esquizogonia no homem
2. Ciclo de vida sexual ou Sporogonia no mosquito Anopheles fêmea

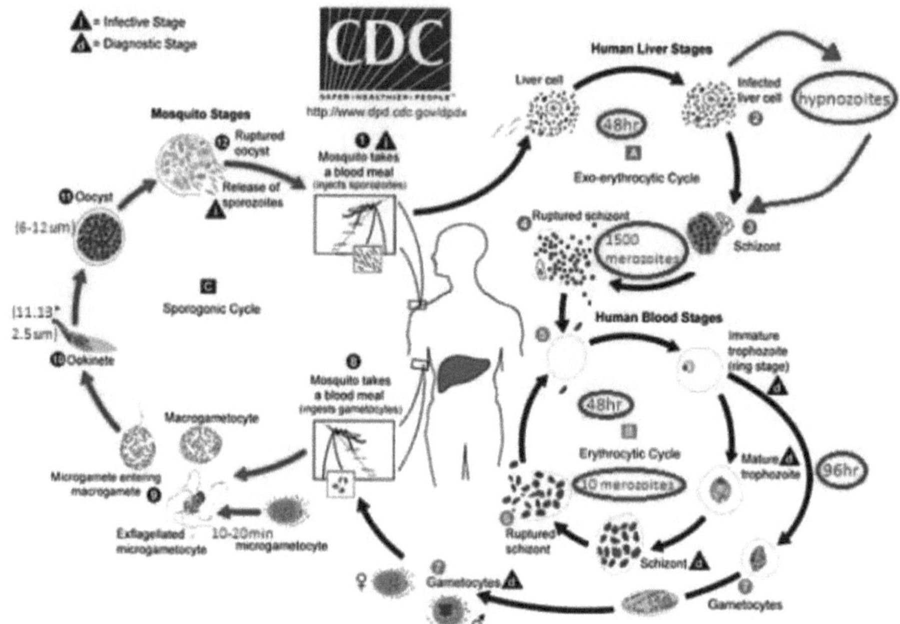

Ciclo assexual ou Esquizogonia no homem:

A esquizogonia é o processo de reprodução assexuada pelo qual Plasmodium sofre uma multiplicação assexuada em células hepáticas e hemácias do homem. Ocorre em células hepáticas humanas (esquizogonia hepática) e em hemácias (esquizogonia eritrocitária).

Quando uma fêmea infectada com o mosquito Anopheles morde uma pessoa saudável, injecta milhares de esporozoítos juntamente com saliva na corrente sanguínea. No interior do fígado e das hemácias, diferentes formas de esporozoite causam infecção.

O ciclo assexual ou esquizogonia no ser humano é completado nas fases seguintes:

1. Esquizogonia pré-trocítica
2. Ciclo exo-eritrocítico
3. Ciclo eritrócito
4. Ciclo pós-trocítico
5. Formação de gametócitos.

Ciclo pré-eritrócito

Quando os esporozoítos entram no sangue, este permanece activo durante cerca de meia hora e desaparece da circulação sanguínea.

Depois entra em células parenquimatosas do fígado (para escapar à acção fagocitária dos leucócitos) através da circulação do sangue, segregando enzimas líticas da capa apical.

Os esporozoitos em células hepáticas crescem em tamanho e tornam-se esféricos em forma chamada esquizofrénica. O núcleo do esquizonte multiplica-se assexualmente (fissão múltipla) e forma milhares de merozoítos. Estes dão pressão à parede da célula hepática e libertam-se sob a forma de criptozoitos ou criptomerozoitos através da ruptura da célula hepática.

Está concluído em 8-10 dias.

O processo de formação de muitos criptozoítos a partir de esporozoítos únicos em células hepáticas é chamado esquizogonia pré-eritrocitária.

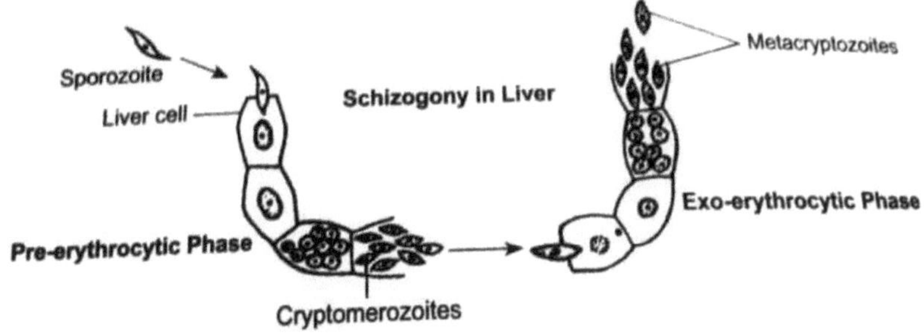

2. Esquizogonia exo-eritrocítica

Os criptozoitos estão prontos para infectar a célula hepática fresca onde crescem e se tornam esquizonte.

O mesmo processo é repetido várias vezes. Os merozoítos libertados nesta fase são chamados metacryptozoítos.

O processo de formação de muitos metacriptozoitos a partir dos criptozoitos na célula hepática é chamado esquizogonia exo-eritrocítica.

Alguns metacriptozoitos são de tamanho mais pequeno chamados micro metacriptozoitos e alguns são de tamanho maior chamados macro metacriptozoitos.

Os micro metacriptozoitos entram nos glóbulos vermelhos para iniciar a fase eritrocitária enquanto os macro metacriptozoitos infectam as células hepáticas frescas para continuar a fase exo-eritrocítica.

3. Ciclo eritrócito

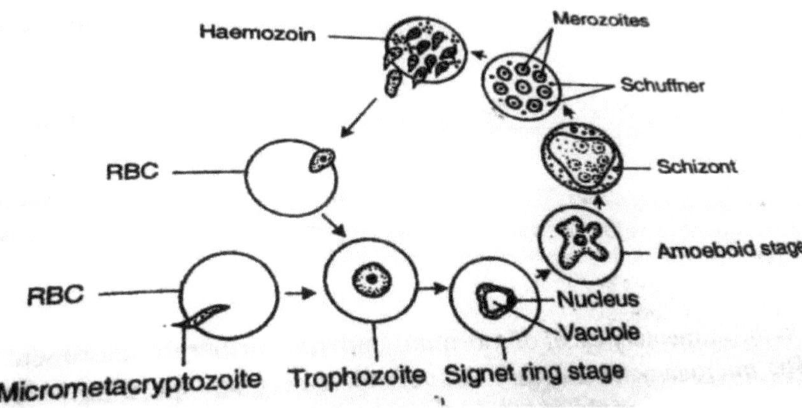

Este ciclo começa quando os micro metacriptozoitos entram em eritrócitos. Os metacriptozoitos simples entram em RBC simples e passam pelo estádio de trophozoite, pelo estádio de anel signet, pelo estádio de amoeboid e pelo estádio de esquizonte.

Quando os metacryptozoitos invadem a hemácia, esta torna-se arredondada com grande núcleo e cresce em tamanho através da ingestão de hemoglobina de corpúsculos. Esta fase do parasita é chamada fase trophozoite.

Dentro do trophozoite, aparece um grande vacúolo não tractil que empurra o núcleo para a periferia e forma uma estrutura em forma de anel conhecida como fase de anel signet.

Os trofozoítos aumentam e o vacúolo começa a desaparecer e desenvolve processos pseudopodiais no citoplasma e transforma-se em fase de amoeboid. Esta fase chama-se fase de amoeboid.

O amoeboid alimenta completamente a componente de corpúsculos sob a forma de hemoglobina. Durante a alimentação, a hemoglobina decompõe-se em hematina e globina. A globina é absorvida pela célula e a hematina é depositada sob a forma de hemozoína (pigmento tóxico malárico).

Os trofozoítos amoeboid após a alimentação, tornam-se redondos, crescem em tamanho e tornam-se esquizofrénicos eritrócitos. A multiplicação assexuada ocorre em esquizonte e forma merozoítos que dão pressão à parede de hemácias fracas e libertadas sob a forma de merozoítos eritrócitos.

Os merozoítos estão dispostos em direcção à periferia devido à presença de hemozoítos no centro. O arranjo é exactamente como o arranjo de pétalas em flores de rosa. Por isso, esta fase chama-se fase de roseta.

Numerosos grânulos eosinófilos amarelados aparecem no citoplasma dos corpúsculos do hospedeiro que são chamados grânulos de schuffner. Acredita-se que estes pontos são o antigénio excretado pelos parasitas.

O processo de formação de merozoitos nas hemácias a partir dos metacryptozoitos chama-se esquizogonia eritrocitária.

Completa cerca de 48 horas.

Muitos merozoítos entram na hemácia fresca e repetem o ciclo eritrocitário.

4. Ciclo pós-trocítico:

Por vezes, alguns merozoítos produzidos após o ciclo eritrocitário invadem a célula hepática e sofrem outro desenvolvimento esquizogónico na célula hepática. A isto chama-se ciclo pós-eritrocítico.

5. Formação de gametócitos

Após alguma geração de ciclo eritrócito, alguns dos merozoítos invadem o novo RBC. Crescem em tamanho, mas não se desenvolvem em esquizofrénicos, pelo contrário, desenvolvem-se em gametócitos.

Os gametócitos são de dois tipos:

i. Macrogametocitos ou gametocitos femininos: Estes são grandes (10-12p) e numerosos em número. Têm um pequeno núcleo periférico compacto. Têm materiais alimentares reservados e o citoplasma é de cor escura.

ii. Microgametocitos ou gametocitos masculinos: Estes são mais pequenos (9-10 u) móveis e poucos em número. Têm grandes núcleos colocados centralmente. Falta-lhes alimento reservado e manchas fracas, daí que o citoplasma seja de cor clara e clara.

O desenvolvimento de gametócitos pára no homem e só é possível no mosquito devido à sua baixa temperatura.

Inoculação

Quando uma fêmea infectada com o mosquito Anopheles morde uma pessoa saudável, suga o seu sangue para se alimentar, ela injecta saliva contendo esporozoítos na ferida através da sua agulha como partes da boca. A isto chama-se inoculação.

Período pré-patente

O intervalo entre a inoculação e o início do ciclo eritrocitário é chamado período de pré-patente.

Período de incubação

O período entre a entrada do parasita e o aparecimento dos primeiros sintomas é chamado período de incubação. É de cerca de 14 dias em P. vivax e P. ovale, 12 dias em P. falciparum e 28 dias em P. malariae.

Ciclo de vida em mosquito ou Ciclo Sexual em mosquito

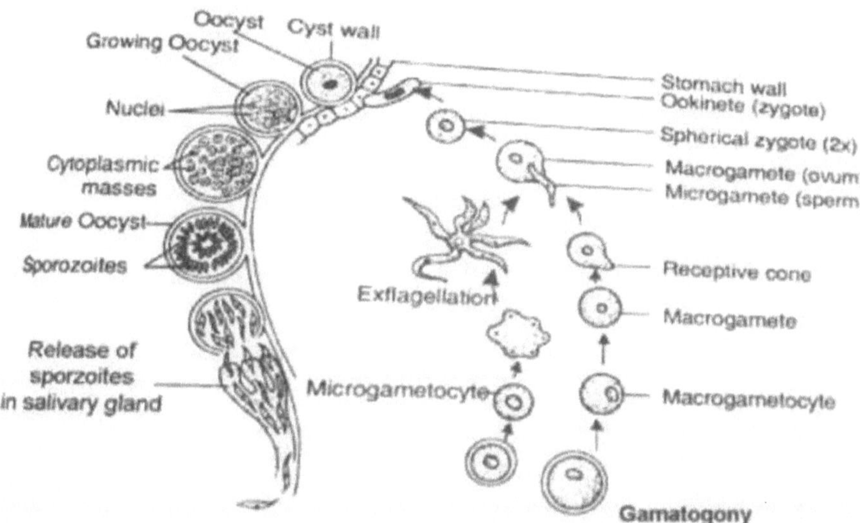

Quando a fêmea Anopheles morde um mosquito infectado, suga os gametócitos e outras fases do ciclo eritrocitário (por exemplo, merozoite eritrocitária) juntamente com sangue. Chegam ao estômago onde todas as fases juntamente com as hemácias são digeridas, excepto os gametócitos. Agora, o ciclo de vida é continuado até à sua conclusão através dos seguintes processos:

   - Gametogenesis/ Gametogony (Formação de gâmetas):
O processo de formação de gametas a partir dos gametócitos é chamado gametogenese.

Formação de microgâmetas:

Os microgametocitos são submetidos a um processo de ex-flagelação no meio do intestino do mosquito. O núcleo dos microgametocitos divide-se para formar 6-8 núcleos filhos, a primeira divisão é meiótica. Estes núcleos deslocam-se para a periferia juntamente com o citoplasma, formando uma estrutura tipo flagelo. Assim, 6-8 flagelos como os gametas masculinos são formados a partir de cada microgametocitos. A estrutura alongada é chamada microgametocitos ou espermas. O movimento do flagelo faz com que os gametas se separem e se movam activamente no estômago do mosquito em busca de gametas fêmeas.

Formação de macrogametas:

Macrogametocito sofrem alguma reorganização e tornam-se gâmetas ou macrogametas ou megagametas fêmeas.

A gameta feminina não é móvel e desenvolve uma projecção citoplasmática chamada cone de recepção ou cone de fertilização de um dos lados.

- **Fertilização:**

Um microgamete penetra no macrogamete através do cone de recepção e fertilização ocorre conhecido como syngamy.

Ocorre uma fusão completa dos núcleos e citoplasma dos dois gametas, resultando na formação de zigoto ou sinkaryon diploide.

Zigoto em forma de estômago de mosquito cerca de 9 a 10 dias após a refeição de sangue.

NOTA: O processo de fusão de gâmetas masculinas e femininas é chamado syngamy. A singamia é anisogâmica devido à estrutura dissimilar dos gâmetas. Assim, a sua fusão é chamada de anisogamia.

- **Formação de ookinete:**

Após a fertilização, o zigoto permanece arredondado e não móvel durante algum tempo. Depois torna-se alongado e vermiforme, conhecido como ookinete.

Ookinete é motil e tem pontas pontiagudas. Penetra na parede do estômago com a ajuda de secreção lítica. Estabelece-se na porção interior da parede do estômago.

- **Formação de Oocistos:**

  O ookinete transforma-se em forma esférica, tira a nutrição da parede do estômago e fica fechado numa parede de cisto fina, elástica e permeável, tal fase é chamada de fase oocitária ou esportiva.

  A parede do quisto é secretada em parte por ookinete e em parte derivada do tecido estomacal do mosquito. Muitos oocistos (<500) são vistos na parede do estômago do mosquito infectado. Os ookinetes não conseguem penetrar na parede do estômago e desmaiam do corpo do mosquito com matéria fecal.

- **Sporogonia**

  É uma fase de multiplicação assexuada.

  É o processo de formação de esporozoítos a partir do núcleo zigoto por fissão múltipla assexuada.

  Os oocistos amadurecem e desenvolvem-se. O núcleo do oocisto divide-se primeiro por meiose e depois por mitose, formando um grande número de núcleos haplóides (2-

3 dias) e forma esporozoítos formando células conhecidas como sporoblastos.

Os núcleos de esporoblastos voltam a multiplicar-se e o citoplasma fica apertado à sua volta.

Assim, as estruturas resultantes nos esporoblastos alongam-se para formar esporozoítos esbeltos ou em forma de foice.

Por conseguinte, cada oocisto enche-se de numerosos esporozoítos. Agora, estes dão pressão ao oocisto e devido ao qual o oocisto rebenta ou rompe e milhares de esporozoitos são libertados na cavidade corporal (hemocoel) do mosquito.

Os esporozoítos são muito activos e móveis, depois chegam às glândulas salivares do mosquito.

Depois os esporozoítos estão prontos a infectar a pessoa saudável após cada dentada.

Assim, quando o mosquito infectado morde um homem saudável, milhares de esporozoítos são injectados no seu sangue juntamente com a saliva. (4)

CAPÍTULO 3

Doença

A infecção com parasitas da malária pode resultar numa grande variedade de sintomas, desde sintomas ausentes ou muito ligeiros a doenças graves e até à morte. A doença malária pode ser classificada como não complicada ou grave (complicada). Em geral, o paludismo é uma doença curável se for diagnosticado e tratado pronta e correctamente.

Todos os sintomas clínicos associados ao paludismo são causados pelos parasitas eritrócitos assexuados ou do estádio sanguíneo. Quando o parasita se desenvolve no eritrócito, numerosas substâncias residuais conhecidas e desconhecidas, como o pigmento hemozóico e outros factores tóxicos, acumulam-se no eritrócito infectado. Estes são despejados na corrente sanguínea quando as células infectadas liam e libertam merozoitos invasivos. A hemozoína e outros factores tóxicos, tais como a isomerase de fosfato de glucose (GPI) estimulam os macrófagos e outras células a produzir citocinas e outros factores solúveis que actuam para produzir febre e rigores e provavelmente influenciam outra patofisiologia grave associada à malária.

Os medicamentos antipalúdicos tomados para profilaxia pelos viajantes podem atrasar o aparecimento dos sintomas da malária em semanas ou meses, muito depois de o viajante ter deixado a área endémica da malária. (Isto pode acontecer particularmente com P. vivax e P. ovale, ambos os quais podem produzir parasitas na fase adormecida do fígado; as fases hepáticas podem reactivar e causar doença meses após a picada do mosquito infeccioso).

Estes longos atrasos entre a exposição e o desenvolvimento dos sintomas podem resultar em diagnósticos errados ou atrasos no diagnóstico devido à redução da suspeita clínica por parte do prestador de cuidados de saúde. Os viajantes de regresso devem sempre lembrar os seus prestadores de cuidados de saúde de qualquer viagem em áreas onde a malária ocorra. O ataque de paludismo clássico (mas raramente observado) dura 6-10 horas. Consiste em
-uma fase fria (sensação de frio, tremor)
-uma fase quente (febre, dores de cabeça, vómitos; convulsões em crianças pequenas)
-e finalmente uma fase de transpiração (suores, regresso à temperatura normal, cansaço).

Classicamente (mas pouco frequentemente observados) os ataques ocorrem de dois em dois dias com os parasitas "tercianos" (P. falciparum, P. vivax, e P. ovale) e de três em três dias com o parasita "quartan" (P. malariae).

Mais frequentemente, o paciente apresenta uma combinação dos seguintes sintomas:
-Febre
-Chills
-Sweats
-Headaches
-Nausea e vómitos
-Dores corporais
Mal-estar geral

Em países onde os casos de paludismo são pouco frequentes, estes sintomas podem ser atribuídos à gripe, a uma constipação, ou a outras infecções comuns, especialmente se não houver suspeita de paludismo. Pelo contrário, nos países onde o paludismo é frequente, os residentes reconhecem frequentemente os sintomas como paludismo e tratam-se sem procurar confirmação diagnóstica ("tratamento presuntivo").

Os resultados físicos podem incluir:
-Temperaturas elevadas
-Perspiração. "Fraqueza
-Baço aumentado
-Mildjaundice
-Alargamento do fígado
-Ritmo respiratório acelerado. (5)

Recidiva de paludismo:
Observações precoces sobre recaídas:
Em 1913, Bignami propôs que as recaídas da malária derivassem todas da persistência de pequenos números de parasitas no sangue. Embora esta teoria explicasse as recidivas tardias das infecções por malária Plasmodium no homem, não explicava várias características das infecções por P. vivax e P. ovale. Uma compreensão muito mais clara da recidiva da malária de P. vivax foi a descoberta por Julius Wagner-Jauregg de que a malária podia curar a neurosífilis. Entre os anos 20 e 50, milhares de pacientes internados em hospitais psiquiátricos com neurosífilis foram tratados com malária (terapia da malária). A paralisia geral dos loucos era então uma condição uniformemente letal, e pelo menos metade das patentes tratadas com terapia antipalúdica foram melhoradas e mais de um quinto foram curadas. Foi um período notável, único na história da medicina, quando, como Henry Dale disse, "o homem era o animal experimental". A maior parte da experiência da terapia da malária foi com um número relativamente pequeno de "estirpes" parasitárias transmitidas quer pela passagem de sangue, quer mais geralmente pelas picadas de vários mosquitos anofelina infectados. A 8 de Setembro de 1922, o Professor Warrington Yorke e JWS MacFie inocularam sangue de um paciente com malária simples terciana (P. vivax), que tinha sido adquirido na Índia, num paciente com neurosífilis no Hospital Mental de Whittingham, perto de Liverpool. Esta "estirpe" foi então utilizada para infectar vários pacientes inicialmente por passagem de sangue, e mais tarde por infecções transmitidas por mosquitos. Logo se tornou evidente que as recorrências de P. vivax (e P.ovale) malária seguiam um padrão temporal diferente dos do P. falciparum. As recidivas de paludismo vivax ocorreram geralmente muitos meses após o tratamento aparentemente bem sucedido da infecção primária. Além disso, enquanto a recorrência da malária vivax transmitida por sangue poderia ser evitada através da cura da infecção do estádio sanguíneo, a recorrência da malária vivax transmitida por mosquito não poderia ser evitada. Isto apontava para uma fase exercítica da malária, mas a sua localização anatómica continuava a ser esquiva. Os malariologistas holandeses conseguiram mostrar que os seus P. vivax indígenas poderiam ter um curto período de incubação se os pacientes fossem mordidos por um grande número de mosquitos infectados, mas, num outro exemplo de auto-experimentação corajosa, provaram que as picadas por um ou dois mosquitos infectados eram

seguidas pela malária vivax 8 a 9 meses mais tarde. As "estirpes" de P. vivax do Norte da Europa e da Rússia revelaram-se, portanto, insatisfatórias para a terapia da malária porque a passagem de sangue era necessária para assegurar uma doença aguda em semanas, enquanto que a infecção por mosquito, mesmo com múltiplas anophelines infectadas, muitas vezes não produzia uma doença febril precoce. Foi também notado nos Países Baixos que as taxas de recaídas em infecções adquiridas naturalmente eram mais elevadas do que com a terapia da malária transmitida por mosquito com "estirpes" locais. O parasita mais utilizado para a terapia da malária na Europa foi uma "estirpe" de P. vivax isolada de um marinheiro mercante indiano cujo último porto de escala tinha sido Madagáscar. A estirpe "Madagáscar" de P. vivax foi extensivamente investigada em Inglaterra por James e mais tarde em vários centros europeus. Produziu de forma fiável uma infecção aguda com febres altas, por vezes recaiu novamente em poucas semanas, e depois recaiu novamente cerca de oito meses mais tarde. Com a passagem em série pelo homem e mosquito, a estirpe de Madagáscar tornou-se aparentemente ainda mais virulenta.

A terminologia de James, que foi adoptada por vários outros, era diferente da utilizada hoje em dia. A recorrência do paludismo (qualquer espécie) antes de oito semanas foi denominada recrudescência, a recorrência de 8-24 semanas foi denominada recaída, e o regresso do paludismo após 24 semanas foi denominado recorrência. O padrão observado por James em Inglaterra, Swellengrebel nos Países Baixos, e Ciuca na Roménia com a estirpe de P. vivax de Madagáscar foi muito semelhante aos padrões das estirpes St Elizabeth e McCoy, de origem indígena, utilizadas para a terapia da malária nos Estados Unidos. Estas estirpes foram todas escolhidas devido à sua aptidão para a terapia da malária, pelo que representavam provavelmente o extremo superior do espectro de capacidades para produzir infecção precoce e recaída. Os estudos europeus, investigações realizadas na Índia por Sinton e colegas, e na Florida por Boyd sugeriram que algumas "estirpes" recaíram após algumas semanas, enquanto outras tiveram apenas uma infecção primária, e depois exibiram a longa latência observada com as estirpes de Madagáscar e St Elizabeth. A distinção era frequentemente pouco clara, uma vez que a caracterização da latência exigia um acompanhamento fiável a longo prazo, e o desenvolvimento da imunidade com uma doença febris de muitas semanas de duração tornou-se um factor de confusão significativo. Como o objecto da terapia da malária era uma febre alta prolongada, a doença longa daí resultante obscurecia as recaídas precoces. Estas infecções isoladas (presumivelmente únicas ou altamente relacionadas com o genótipo) acabaram por resultar numa imunidade sólida tal que, após vários episódios de febre prolongada, não foi possível uma reinfecção com o mesmo isolado. Esta imunidade adquirida suprimiu as recidivas homólogas posteriores. Importante para a nossa compreensão actual da epidemiologia de P. vivax, a parasitemia assintomática (e gametocitemia) tendeu a persistir durante semanas à medida que a imunidade de controlo da doença foi adquirida. Boyd e Kitchen, que estudaram extensivamente a estirpe McCoy na Florida, observaram que a recidiva não se seguiu a infecções que tinham terminado espontaneamente (indicando uma resposta imunitária eficaz) ou infecções em que a doença primária durou > 48 dias. Pelo contrário, todos concordaram que se fosse dado um tratamento anti-malárico imediato para terminar a infecção, então as recaídas sintomáticas de malária vivax eram comuns.

Durante a experiência da terapia da malária tornou-se claro que tanto o período de incubação como o número de recidivas foram determinados pelo número de esporozoítos inoculados. Os holandeses tinham mostrado primeiro, e outros mais tarde confirmaram, que o baixo número de esporozoítos inoculados resultava frequentemente num período de incubação prolongado de 7-10 meses. Quanto mais esporozoitos foram inoculados, mais provável foi uma infecção precoce (período de incubação de duas semanas), e mais recaídas se seguiram - desde que fosse dado tratamento anti-malárico imediato (quinino) de cada vez. Estudos clínicos e experimentais posteriores, reportados após a Segunda Guerra Mundial, deveriam confirmar estas observações. A fim de assegurar que existia um curto período de incubação antes da doença malária, as infecções por malária eram produzidas tipicamente pelas picadas de 5-10 mosquitos infectados, e ou não era dado qualquer tratamento ou tratamento de supressão parcial. As teorias anteriores de que as influências sazonais eram determinantes importantes da recidiva foram largamente rejeitadas, uma vez que os intervalos entre a doença primária e a recidiva em pacientes com neurosífilis eram geralmente semelhantes, independentemente do mês em que a infecção começou.

Entre os anos 20 e 40, a infecção de longa latência foi considerada como o fenótipo "habitual" de P. vivax. Nas zonas endémicas da Europa, a malária vivax atingiu o seu pico no final da Primavera e início do Verão (em grande parte devido a inoculações do ano anterior). No sul da Europa havia frequentemente um padrão bimodal com um pico de malária falciparum no final do Verão. Os estudos epidemiológicos das epidemias de paludismo em Sind (agora Paquistão) e Ceilão (Sri Lanka) seguiram um padrão semelhante. Isto sugeriu que P. vivax de longa latência foi também responsável pelo pico de casos de paludismo vivax que ocorreram no ano seguinte à epidemia de paludismo de falciparum nestas duas zonas tropicais (embora outras interpretações sejam também possíveis). Durante a Segunda Guerra Mundial, observações sobre soldados aliados que combatiam no Norte de África, Itália, Cáucaso e Grécia, e outras observações nas forças de ocupação japonesas na China, apontaram claramente para a longa latência de P. vivax com padrões de doença semelhantes aos das estirpes de Madagáscar e Santa Isabel. Em contraste, os soldados de ambos os lados que lutaram nas campanhas Indo-Burman e Pacífico Sul encontraram a malária vivax com um padrão de recaída muito diferente. As recaídas foram frequentes e a taxa de recaídas foi muito elevada - em algumas empresas todos os soldados foram infectados e todos recaíram. As infecções ocorreram com intervalos de três semanas se fosse administrada quinina, e de sete semanas após o tratamento com mepacrina. As recidivas múltiplas eram muito comuns e não havia provas de longa latência. A "estirpe tipo" para este fenótipo tropical de recidiva frequente P. vivax foi a "estirpe de Chesson" isolada de um soldado desse nome que tinha adquirido a infecção na Nova Guiné. Em voluntários infectados com a estirpe Chesson, 80% das recidivas ocorreram nos 30 dias seguintes ao tratamento inicial com quinino.

Descoberta das fases hepáticas (hipnozoítos):
Em 1902, três anos antes da sua morte, o eminente protozoólogo Fritz Schaudinn relatou ter observado uma infecção directa de eritrócitos por esporozoários. Não havia, portanto, necessidade de postular uma fase tecidual da malária. Na década de 1930 esta teoria foi largamente desacreditada, pois outros tinham tentado e falhado em reproduzir as observações,

e nessa altura as fases teciduais da malária das aves tinham sido demonstradas inequivocamente. A existência de uma fase tecidual do ciclo de vida da malária em humanos foi considerada suficientemente provável que a Comissão de Malária da Liga das Nações em 1933 sugerisse que o esporozoite da malária humana se dividisse em células do sistema endotelial, tal como o Haemoproteus em aves. Em 1937, James e Tate mostraram que o desenvolvimento exoeritrocítico de Plasmodium.gallinaceum teve lugar nos capilares cerebrais das galinhas. Após a Segunda Guerra Mundial, o brilhante trabalho de Fairley na estação experimental de Cairns mostrou que os esporozoítos eram retirados do sangue dentro de uma hora após a alimentação dos voluntários com mosquitos, e no caso de P. vivax, os parasitas só regressavam ao sangue uma semana mais tarde. Vários investigadores tinham notado anteriormente que no período de latência ou de inter-relacionamento, mesmo a transfusão de até 500 mL de sangue não podia transmitir P. vivax a um receptor voluntário, ao passo que se o P. falciparum se repetisse - podia sempre ser transmitido de antemão por transfusão de sangue. Ficou então claro que havia uma fase pré-eritrocítica do tecido que precedia a infecção do estádio sanguíneo, e também que as recidivas subsequentes se originavam de uma fase exoeritrocítica - mas onde estava? SP James, o eminente malariologista britânico, estava tão convencido de que devia haver uma fase exoeritrocítica nas malárias primatas que disse ao jovem PCC Garnham para ficar na África Oriental até o ter encontrado - e assim o fez! Em 1947, Garnham identificou o desenvolvimento pré-eritrocítico de Hepatocystis (então Plasmodium) Kochi nos hepatócitos dos macacos africanos. Pouco tempo depois, em Inglaterra, estudos definitivos de Shortt e Garnham identificaram o local do desenvolvimento pré-eritrocitário nas malárias primatas como o fígado, primeiro em macacos Rhesus infectados por P.cynomolgi, e depois numa experiência heróica com P. vivax num voluntário muito infectado que foi submetido a uma biopsia hepática aberta. Este trabalho clássico ainda não identificou a fase persistente, embora mais tarde o trabalho dos primatas sugerisse que as recaídas poderiam surgir do desenvolvimento preso de esquizofrénicos pré-eritrócitos hepáticos. Quarenta anos mais tarde, Krotoski, trabalhando com Garnham e colegas no Imperial College, identificou finalmente as fases latentes ou "hipnozoítas" de P.cynomolgi e P. vivax responsáveis por recaídas no fígado. Embora os corpos parasitas, que são provavelmente hipnozoítos, tenham desde então sido demonstrados em culturas de células hepáticas, sabe-se muito pouco sobre a sua biologia. O termo recaída é agora utilizado especificamente para descrever as recidivas da malária derivadas de fases persistentes do parasita (hipnozoitos) no fígado, enquanto que recrudescência se refere a uma recorrência da malária derivada da persistência da infecção do estádio sanguíneo. A recidiva surge após o "despertar" destes hipnozoítos e a subsequente esquizogonia intra-hepática seguida de multiplicação do estádio sanguíneo. A questão permaneceu sem resposta quanto à forma como os hipnozoítos foram acordados, e o que determinou a sua notável periodicidade.

Variação fenotípica em P. vivax:
Hoje em dia há uma tendência para considerar todos os P. vivax juntos como uma única espécie homogénea, mas a terapia da malária humana e os estudos voluntários mostraram que havia uma variação fenotípica substancial entre as "estirpes" de Plasmodium vivax. Tem

havido um debate taxonómico correspondente sobre como estas "subespécies" deveriam ser definidas. Estudos realizados há mais de cinquenta anos indicaram que os períodos de incubação, o número de merozoítos por esquizonte sanguíneo, as relações antigénicas, a susceptibilidade intrínseca aos medicamentos, a virulência, e os intervalos de recidiva, todos diferiram entre as "estirpes". Nessa altura, o Plasmodium vivax com fenótipos de infecção semelhantes aos das estirpes "Madagáscar" e "St Elizabeth" que prevaleciam nos Estados Unidos e no Sul da Europa eram consideradas as "típicas" infecções por P. vivax. Uma doença primária seguiu-se aproximadamente duas semanas após a inoculação do mosquito, e, embora uma recaída pudesse seguir-se cerca de três semanas mais tarde, houve frequentemente um intervalo de 7 a 10 meses antes de uma recaída subsequente. Por vezes a latência podia durar até um ano, e havia casos bem documentados, mas aparentemente invulgares, relatados de latências superiores a dois anos. Mais a norte nos Países Baixos, Norte da Alemanha, Escandinávia, Finlândia e Rússia Central, os longos fenótipos de incubação eram predominantes (P. vivax hibernans) em que a infecção primária ocorria 8 a 10 meses após a inoculação. Parecia que a proporção de infecções que tiveram um curto período de incubação (cerca de duas semanas) diminuiu de forma constante com o aumento da latitude (e estações mais curtas de reprodução de mosquitos de Verão). Nos estudos de infecção artificial, a latência era independente da estação do ano. Nos últimos vinte anos foram relatadas infecções com características de recidivas intermédias mas não bem descritas a partir de áreas subtropicais, embora, como será explicado mais tarde, possa haver outras explicações para as recidivas que surgem dois a oito meses após a inoculação do sporozoite.
Havia uma característica muito importante e intrigante das infecções por P. vivax de longa latência que ainda requer explicação em qualquer teoria que procure explicar as periodicidades das recaídas; uma vez que a recaída tivesse ocorrido (após uma latência de 7-10 meses), as recaídas subsequentes ocorreriam geralmente com intervalos de aproximadamente 3 a 4 semanas após a quinina - ou 6 a 8 semanas se a cloroquina fosse administrada para tratamento. Assim, após o longo período de latência, os intervalos subsequentes eram semelhantes ao período de incubação em infecções temperadas com recidivas precoces, e os intervalos de interrelapsos no fenótipo tropical frequente de recidivas "Chesson" vivax malária. Em contraste, foram documentadas infecções de algumas partes da Rússia que tiveram uma segunda longa latência após a(s) primeira(s) recidiva(s).
Após a Segunda Guerra Mundial, foram realizados estudos de infecção artificial em vários locais para estudar diferentes regimes de tratamento anti-malárico. A administração de um medicamento esquizontocidiano eficaz permitiu uma melhor definição da periodicidade das recaídas do que os estudos de terapia da malária (onde o objectivo tinha sido produzir uma febre alta sustentada). Nas cepas tropicais mais prevalentes de P. vivax tratadas em soldados que combatiam nas campanhas Indo-Burmês e Sudoeste do Pacífico na Segunda Guerra Mundial, as recidivas foram documentadas a intervalos de 3 a 4 semanas (como na cepa de Chesson). Estas observações foram semelhantes às dos estudos de quimioterapia seminal de Sinton e de colegas em Kasauli, Himachal Pradesh, Índia, nos anos 20 e 30. O interesse pelo fenótipo de longa latência reavivado durante o início da década de 1950 como a malária P. vivax, que tinha uma longa latência, era um problema importante nos soldados que lutavam

na Guerra da Coreia. Durante este período, pacientes que tinham recebido inoculações muito pesadas, tipicamente soldados da Segunda Guerra Mundial, regressavam às clínicas durante muitos anos queixando-se de recidivas da malária. As longas latências e os longos intervalos de recaídas em algumas infecções e as múltiplas recaídas noutras, apesar do tratamento antimalárico, deram origem à velha serra que "nunca se livrou da malária".

Intervalos de recapitulação:

Efeitos do inóculo sporozoite:

Para a malária de longa latência vivax dos climas do Norte, a dose de sporozoite determinou o fenótipo clínico. Nas observações a longo prazo de infecções com a estirpe St Elizabeth houve um padrão bimodal claro em que um longo período pré-patente (~300 dias) só ocorreu após a inócula sporozoite mais pequena (mais reflectora da infecção natural). Observações semelhantes foram feitas com uma estirpe norte-coreana utilizada para a terapia da malária num hospital de Moscovo de 1953 a 1968. Quando o inóculo dos esporozoitos era pequeno (10-100 esporozoitos), a doença parasitémica inicial não ocorreu durante nove orlO meses, ou mais tempo. Se> 1000 esporozoitos fossem inoculados, a doença ocorreu após um período de incubação "normal" de duas semanas. Pelo contrário, quando foram inoculadas doses crescentes de esporozoitos da estirpe tropical "Chesson", o período de incubação foi encurtado e não houve provas de um longo período de pré-patente. Isto, e uma série de investigações experimentais em chimpanzés, levou Garnham a propor que a proporção de hipnozoítos para formas em desenvolvimento imediato na estirpe coreana P. vivax era de 999:1 em comparação com a estirpe de Chesson, onde estimou a proporção como 50:50.Várias outras observações importantes foram feitas nos estudos de infecção artificial realizados em humanos e primatas experimentais. Observou-se que mesmo com uma única picada de mosquito infectado, algumas infecções por P. vivax da estirpe Chesson recaíram após intervalos que chegaram a ser de um ano após uma série de recidivas regulares de "intervalos curtos". Estes intervalos longos terminais não pareciam ter uma periodicidade fixa.

Em contraste, os intervalos iniciais de inter-relacionamento da estirpe de Chesson P. vivax em voluntários, e também P.cynomolgi em macacos Rhesus, foram notavelmente regulares, embora se tenham alongado gradualmente com cada recidiva sucessiva. Dois factores terão provavelmente explicado estes intervalos de alongamento gradual - probabilidades numéricas e imunidade. A activação simultânea de vários hipnozoítos encurtará o intervalo de recidiva porque o intervalo é medido até que a prole dos parasitas de crescimento mais rápido cause infecção patenteada. Por exemplo, se dez hipnozoítos geneticamente idênticos forem activados, o intervalo de recidiva será, em 91% das ocasiões, mais curto do que se uma hipnozoite for activada. Isto porque existe uma variação fenotípica natural mesmo entre organismos geneticamente idênticos e é a descendência do parasita activado mais cedo e que mais rapidamente se multiplica que se torna patente primeiro. Isto é melhor ilustrado nos estudos de Coatney et al com a estirpe de longa latência St Elizabeth. O intervalo entre a inoculação e a recidiva (~9 meses mais tarde) encurtou com o aumento dos inóculos. Assim, quanto mais hipnozoitos são activados, mais curto é o intervalo médio entre recidivas. Esta relação é também claramente visível nos estudos de Schmidt sobre P.cynomolgi em macacos.

Esta é uma consideração importante para a activação concomitante de hipnozoítos com genótipos diferentes em áreas endémicas, como será discutido mais tarde. Em cenários naturais podem ser activados vários hipnozoítos genotípicos distintos mas, em muitas ocasiões, apenas um ou dois genótipos serão detectados posteriormente em caso de recidiva clínica. A descendência dos outros hipnozoítos pode atingir a patência mais tarde, ou o crescimento assexuado pode ser suprimido pela febre, doença, resposta imunitária, e tratamento de tal modo que nunca atinjam a patência.

Efeitos da imunidade:
O segundo factor que contribuiu para o alongamento dos intervalos de inter-relacionamento nas infecções artificiais foi a aquisição de imunidade ao estádio sanguíneo contra o genótipo infeccioso único. Nos estudos da estirpe St Elizabeth havia provas claras de que as recaídas tardias eram atenuadas se houvesse uma infecção precoce, mas isto não afectava o intervalo até à latência, enquanto que com o aumento do tamanho do inóculo sporozoite houve um encurtamento correspondente do intervalo. Estas observações sugerem que o tamanho do inóculo é mais importante do que a imunidade na determinação da duração da latência ou do intervalo entre recidivas - pelo menos para as primeiras recidivas com parasitas geneticamente homólogos. Nos estudos com primatas de Schmidt, o alongamento dos intervalos inter-relacionados foi menos proeminente do que nas investigações humanas e o aumento dos intervalos inter-relacionados só foi observado após cerca de 12 recidivas, embora nestas experiências os inóculos fossem muito grandes, e todos os animais receberam tratamento com cloroquina que foi administrado precocemente (no segundo dia de patência). Schmidt também observou nos macacos Rhesus infectados com P.cynomolgi, como Coatney tinha feito anteriormente em voluntários infectados com a estirpe de P. vivax de Chesson, que ocasionalmente um intervalo muito longo se seguia a uma série de intervalos curtos. Assim, os intervalos cada vez maiores entre as recidivas da estirpe homóloga resultam tanto do "esgotamento dos hipnozoítos" com recidivas sucessivas, o que resulta na reversão para os intervalos médios associados à activação de uma única hipnozoite, juntamente com taxas de crescimento assexuado mais lentas resultantes da aquisição de imunidade à fase assexuada. A imunidade ao estádio sanguíneo contra estirpes homólogas de P. vivax, que persiste durante muitos meses, foi uma observação consistente na terapia da malária e estudos de desafio. Boyd observou que se a infecção inicial fosse autorizada a correr o seu curso natural, então a recidiva não ocorria e a reinfecção com a estirpe homóloga não era possível.

Efeitos das drogas:
Desde a introdução da mepacrina (atebrina, quinacrina) em 1932, um medicamento que tem uma semi-vida terminal de eliminação superior a um mês, observou-se que as recaídas precoces foram atrasadas em cerca de trinta dias em comparação com o tratamento com quinino (ou seja, de três a sete semanas). Mais tarde, a cloroquina, que também tem uma semi-vida terminal superior a um mês, mas um perfil de eliminação diferente do da mepacrina, foi encontrada para atrasar o aparecimento precoce de recidivas em duas a seis semanas. Doses maiores dos anti-maláricos resultaram em intervalos mais longos de recidiva consistentes com um abrandamento das taxas de crescimento assexual, dependente da concentração. A

eliminação lenta dos anti-maláricos atrasou o início da recidiva de P. vivax, e consequentemente reduziu a sua frequência, mas o mais importante é que estes medicamentos não pareceram reduzir o número global de recidivas experimentadas. Apenas as 8-aminoquinolinas reduziram ou evitaram as recidivas. As propriedades de prevenção de recaídas destes fármacos, e a sua acção sinérgica com o quinino, foram demonstradas anos após a sua introdução em meados da década de 1920.

Duas outras observações-chave foram feitas durante esta era inicial de terapia da malária e avaliação de medicamentos que só foram explicadas de forma satisfatória décadas mais tarde. Observou-se que as reacções hemolíticas ocorreram esporadicamente com plasmoquina em doentes de origem asiática, africana ou sul-europeia, mas foram pouco comuns em caucasianos originários mais a norte. Isto foi explicado mais tarde pela epidemiologia da deficiência de glucose-6-fosfato desidrogenase. No sul dos Estados Unidos, revelou-se difícil de infectar patentes ou voluntários de ascendência da África Ocidental com P. vivax. Mais tarde, isto foi demonstrado para reflectir a ausência do receptor do grupo sanguíneo Duffy para a invasão de eritrócitos com P. vivax nesta população.

A proporção de infecções que recaem:

A proporção de infecções por P. vivax que recaem é muitas vezes considerada como uma propriedade intrínseca dos parasitas da malária, que varia consideravelmente de acordo com a região geográfica. As "estirpes" tropicais recaíram mais do que as "estirpes" temperadas. Mas a proporção de recidivas é também claramente uma função do inóculo e da imunidade do sporozoite. [6]

Complicações

Plasmodium vivax é o segundo parasita importante da malária humana, amplamente considerado como causador de doenças leves e auto-limitadas. Ao contrário do P. falciparum, tem uma distribuição geográfica mais ampla. Embora a importância da saúde pública deste parasita seja ofuscada pelo P. falciparum, é um parasita importante fora de África, principalmente na Ásia e América do Sul. Provoca mais de 390 milhões de casos clínicos por ano. P. vivax, anteriormente considerado parasita benigno, é recentemente reportado como causador de complicações que ameaçam a vida de crianças de regiões endémicas como a Indonésia, Índia e Brasil. Algumas das complicações graves relatadas são malária cerebral, disfunção de diferentes órgãos, hipoglicémia, icterícia, trombocitopenia, insuficiência renal, disfunção hepática, lesão renal aguda e hipotensão.

P. vivax é o principal factor de risco de anemia grave entre as crianças pequenas na maioria das áreas vivax-endémicas. Embora o mecanismo da incidência da anemia grave associada à malária seja multifactorial, existem factos estabelecidos sobre hemólise intensiva das hemácias infectadas em circulação, eritrócitos não infectados devido à libertação de toxina glicosilfosfatidilinositol, e diseritropoiese que ocorrem com o efeito de diferentes citocinas e outros indutores de inflamação como a hemozoína.

Ao contrário de outros países em África, a prevalência da infecção por P. vivax na África Oriental, particularmente na Etiópia, é mais elevada. Em algumas zonas do país, a taxa de prevalência excede mesmo 70% do total de infecções por malária. Isto foi anteriormente contabilizado como sendo altamente positivo para o grupo sanguíneo Duffy da maioria da população do país, mas recentemente estão a chegar relatórios contraditórios. [7]

Complicações respiratórias da malária Plasmodium vivax:

As complicações respiratórias são invulgares, mas muitas vezes a malária Plasmodium vivax apresenta riscos de vida. Os registos médicos de 2009 a 2016 foram revistos com o objectivo de identificar todos os doentes diagnosticados com malária P. vivax e complicações respiratórias. Foram avaliados a prevalência, letalidade e factores de risco associados às complicações respiratórias definidas pela OMS, necessidade de cuidados intensivos e morte. (8)

CAPÍTULO 4

Diagnóstico

O diagnóstico da infecção por Plasmodium vivax pode ser amplamente categorizado em três objectivos: identificação de casos clínicos (detecção passiva de casos [PCD]), vigilância (detecção activa de casos [ACD]), e ensaios clínicos. Cada cenário traz requisitos, ferramentas e armadilhas distintas para o diagnóstico da infecção.

Detecção passiva de casos:

O diagnóstico preciso da malária vivax num doente agudamente doente que procura cuidados de rotina requer o exame microscópico de um esfregaço de sangue manchado de Giemsa (microscopia), ou a utilização de uma cassete imunocromatográfica contendo anticorpos monoclonais para um antigénio de P. vivax (teste de diagnóstico rápido [RDT]). Os sinais e sintomas clínicos por si só, embora frequentemente utilizados, não podem diferenciar a infecção por malária de outras causas de doença febril, nem distinguir entre Plasmodium falciparum e P. vivax ou malária causada por outro plasmodia. A microscopia competente é tipicamente mais sensível, específica e informativa (no que diz respeito à contagem de parasitas e fases presentes) do que a RDT. Contudo, a sustentabilidade dos serviços de microscopia desafia a maioria dos sistemas de cuidados de saúde onde ocorre malária endémica.

Microscopia:

A Organização Mundial de Saúde (OMS) disponibiliza normas para a formação, certificação e prática de microscopia da malária.3,4 O exame de pelo menos 200 campos de uma película de sangue espessa sob ampliação de imersão em óleo (x1.000) deve ser realizado antes de se fazer um diagnóstico negativo. O limite de detecção para microscopistas especializados é considerado como sendo de cerca de 10-20 parasitas/pL. A microscopia de rotina competente em cenários clínicos é considerada não fiável abaixo de cerca de 50 parasitas/pL.

A densidade de parasitemia em pacientes com malária vivax aguda depende de muitos factores, incluindo ingénuos versus um estado de semi-imunidade, idade, atraso na procura de tratamento, comportamento de auto-tratamento antes da apresentação, e provavelmente uma variedade de factores hospedeiros e parasitas.

A densidade de parasitas no P. vivax malária é tipicamente uma ordem de magnitude inferior ao P. falciparum na maioria dos locais clínicos onde estas duas espécies ocorrem, aumentando assim o risco de diagnóstico microscópico falso negativo com malária aguda vivax. Os exames repetidos com película de sangue, ou o aumento do número de campos de microscopia para 300 ou mais em pacientes suspeitos de terem paludismo, devem ser efectuados antes de se dar conta de que o paciente é negativo para parasitas do paludismo.

A principal ameaça diagnóstica no contexto clínico é a falta de sensibilidade. A formação de microscopistas clínicos deve ter como objectivo maximizar a detecção de parasitas, mesmo que isso seja à custa de um nível mais baixo de especificidade. Em alguns cenários onde predomina a malária vivax e a transmissão de P. falciparum está a diminuir, pode haver uma sensibilidade particularmente baixa para o P. falciparum.

Para além de formação e certificação relativamente intensiva para o microscopista, a microscopia competente requer um microscópio de luz limpo e que funcione bem, lâminas de vidro limpas, óleo de imersão com propriedades ópticas apropriadas, e reagentes filtrados frescos para a coloração Giemsa. Em muitos cenários de paludismo endémico, estes elementos essenciais representam desafios substanciais que não podem ser sustentados de forma fiável. Quando a qualidade dos serviços de microscopia não pode ser assegurada, recomenda-se a utilização de RDT.

Testes de diagnóstico rápido:
A principal vantagem das RDTs é a sua facilidade de utilização e sustentabilidade em ambientes com recursos limitados. As TDRs estão disponíveis em muitas fontes comerciais a um custo relativamente baixo (geralmente < US$1/teste). A maioria destes kits são estáveis em armazenamento à temperatura ambiente durante muitos meses. A OMS oferece normas de formação e certificação na utilização de RDT.9 A sensibilidade e especificidade das RDT varia muito entre os fornecedores comerciais, e por espécie a ser diagnosticada. Em geral, os kits têm melhor desempenho com infecção por P. falciparum do que com P. vivax (por exemplo, 74% versus 37% das marcas de teste com pontuação > 75% "pontuação de detecção de parasitas" a uma densidade de 200 parasitas/pL, respectivelylO). No entanto, entre as várias dezenas de testes avaliados, uma dúzia teve uma pontuação > 90% na pontuação de detecção de parasitas para P. vivax e P. falciparum a 200 parasitas/pL. Estes kits podem ser considerados adequados para o diagnóstico de malária aguda vivax por RDT. Alguns testes detectam P. falciparum histidina-proteína 2, além de um antigénio pan-génico (lactato desidrogenase [pLDH]). A reacção a ambos indica a presença de P. falciparum, quer sozinho quer misturado com qualquer outra espécie, enquanto que a reacção apenas ao pLDH indica ausência de P. falciparum e presença de qualquer outra espécie, mas não faz distinção entre estes. Outras RDTs oferecem um diagnóstico específico de P. vivax- utilizando a captura de antigénio aldolase com desempenho satisfatório.

Detecção activa de casos:
A TCA é geralmente realizada através de estudos de sangue em massa com a intenção de detectar portadores assintomáticos de infecção para efeitos quer de controlo da malária quer de medição da prevalência de parasitemia em populações em risco. Os portadores assintomáticos têm tipicamente parasitas muito mais baixos em comparação com os que procuram cuidados médicos para doenças, e as TDRs detectam apenas uma minoria destes indivíduos infectados. A maioria dos estudos de sangue em massa (historicamente e hoje em dia) é realizada utilizando microscopia. A percepção crescente da importância de detectar parasitas de baixo nível estimulou o desenvolvimento de tecnologias alternativas, tais como a amplificação isotérmica mediada por laço (LAMP) e a reacção em cadeia da polimerase (PCR).

Microscopia:
O processo de microscopia para efeitos de DCP é semelhante ao descrito para o DCP. Um microscopista tem alguma flexibilidade no contexto clínico no que diz respeito ao grau de esforço dedicado a um exame (por exemplo, > 200 campos e múltiplos esfregaços examinados para um único paciente). No entanto, no DCP, normalmente recolhe-se apenas uma película

de sangue, pelo que se deve ter o cuidado de assegurar que o mesmo grau de diligência é aplicado a todas as amostras recolhidas.

Reacção em cadeia da polimerase:

O diagnóstico molecular mais amplamente aplicado e validado é uma amplificação PCR aninhada de pequenas subunidades de sequências de RNA ribossómico. O termo aninhado refere-se a uma amplificação inicial que utiliza iniciadores de sequências de todo o género seguidos de iniciadores de carácter específico da espécie para fornecer o diagnóstico definitivo. Esta técnica, e outras abordagens de diagnóstico baseadas em PCR, requer equipamento laboratorial relativamente avançado e execução tecnologicamente competente. Tipicamente, as manchas de sangue secas em papel de filtro no campo são transportadas para um laboratório onde é efectuada a extracção de ADN e a sua análise por PCR. É também relativamente caro. A vantagem da PCR é o aumento da sensibilidade para detectar parasitas até três ordens de magnitude inferior (dependendo do volume de sangue amostrado) em comparação com a microscopia ou RDT. A sua sensibilidade absoluta em uso operacional é aproximadamente 1,0 parasita/pL, aumentando para 0,02 parasitas/pL se > 0,25 mL de sangue venoso puder ser colhido.

Amplificação isotérmica mediada por loop:

O LAMP de ADN específico de parasitas é uma tecnologia mais recente mais adequada à DAC em cenários endémicos. A técnica não requer termocicladores dispendiosos ou electroforese em gel, sendo a leitura uma mudança de cor visual num pequeno tubo de ensaio. Avaliação recente de um kit comercialmente disponível (com P. falciparum e reagentes pan-genus específicos) mostrou que a técnica é comparável à técnica de PCR padrão aninhado e superior à microscopia especializada. O procedimento pode ser concluído em cerca de 1 hora no local de recolha. Um procedimento LAMP modificado, bem como uma PCR padrão aninhada, foi realizado no diagnóstico de P. vivax em grandes levantamentos de campo na China.

Serologia:

As técnicas de diagnóstico empregando marcadores serológicos têm sido aplicadas principalmente a estudos de imunidade protectora e epidemiologia. A maioria dos estudos publicados aplicaram técnicas que utilizam antigénios derivados de candidatos à vacina do peptídeo sintético em vez dos que podem ser mais informativos sobre a infecção activa ou latente. Os estudos dos ensaios serológicos derivados de antigénios da vacina mostram geralmente uma especificidade muito pobre no que diz respeito ao diagnóstico de infecção activa. É necessário mais trabalho com vista a anticorpos específicos para infecções agudas, em vez de protecção prolongada contra tal infecção, e deve ter o potencial de identificar as populações com maior risco de parasitemia.

Deficiência de glucose-6-fosfato desidrogenase:

O diagnóstico da deficiência de glucose-6-fosfato desidrogenase (G6PDd) é um importante procedimento de diagnóstico antes de iniciar a cura radical de P. vivax, que requer actualmente a administração de primaquina (PQ). A PQ pode causar hemólise grave em doentes com G6PDd, uma doença hereditária ligada ao X altamente diversificada que afecta cerca de 400 milhões de pessoas. A G6PDd ocorre com uma prevalência que varia de < 1% a 30% entre residentes de zonas endémicas. Existem muitas variantes distintas da enzima G6PD, cada uma com diferentes graus de comprometimento da sua função metabólica principal - a provisão de equivalentes de redução via nicotinamida adenina dinucleótido fosfato (NADPH) e glutationa reduzida para manter o equilíbrio redox do citosol e proteger os constituintes celulares de danos oxidativos. Na maioria dos genótipos, a enzima mutante degrada-se mais rapidamente, tornando os eritrócitos mais antigos os mais deficitários. A actividade enzimática residual define um fenótipo clinicamente relevante e mensurável para muitas variantes.

Como o G6PDd está ligado a X, ou está totalmente ausente ou presente (hemizigótico) em homens. Nas fêmeas, pelo contrário, pode estar ausente, homozigotos, ou heterozigotos. A homozigosidade nas fêmeas é relativamente rara (o quadrado da frequência dos alelos), mas a heterozigosidade é comum. Este é um problema clínico e diagnóstico importante devido ao fenómeno de lyonização dos traços genéticos ligados ao X nas mulheres. Este processo resulta em duas populações distintas de glóbulos vermelhos, ou seja, os que expressam G6PD defeituosos ou normais. A proporção relativa de células que exprimem uma enzima anormal é em média de 50%, mas varia entre 0% e 100%. Por outras palavras, as mulheres heterozigotas podem apresentar G6PD normal ou totalmente deficiente; no entanto, a maioria tem populações de glóbulos vermelhos que apresentam um mosaico dos dois fenótipos. O significado clínico desta situação no contexto da toxicidade da PQ não é claro, mas desafia a generalização da PQ às populações vulneráveis.

Diagnóstico clínico:
A determinação do estado da G6PDd num ambiente clínico pode envolver a medição quantitativa ou qualitativa da actividade da G6PD em hemolisato, o exame microscópico citoquímico de células inteiras, ou a inferência de genotipagem de ADN extraído através da tecnologia PCR.

Diagnóstico quantitativo:
Podem ser utilizados kits padronizados disponíveis comercialmente para a determinação espectrofotométrica da actividade de G6PD em unidades enzimáticas (U) por grama de hemoglobina (gHb). Os valores normais variam aproximadamente de 7 a 10 U/gHb (a 30°C). A heterogeneidade genética da enzima G6PD fenotípica "normal" e factores ambientais variáveis podem ser responsáveis pela vasta gama de valores de actividade.23 Os doentes que apresentam valores inferiores a 7 U/gHb são classificados como deficientes em G6PD. A actividade da G6PD é geralmente definida como uma percentagem da actividade normal, uma vez que isto proporciona uma medida intuitiva da provável vulnerabilidade à anemia hemolítica. O denominador "normal" da estimativa é geralmente definido pela actividade média de G6PD da maioria dos pacientes avaliados em qualquer população de pacientes.

No ensaio quantitativo, como no ensaio qualitativo, o diagnóstico de G6PDd em doentes que sofreram recentemente de anemia hemolítica aguda é problemático, uma vez que alguns doentes podem apresentar um fenótipo normal em consequência da remoção dos eritrócitos mais vulneráveis e da sua substituição por eritrócitos jovens que têm níveis de actividade de G6PD intrinsecamente mais elevados. Os efeitos da malária aguda nos testes de G6PD não foram avaliados.

A maioria dos testes G6PD requerem uma medição de Hb separada, e isto impõe uma complexidade e custos adicionais. A razão de o fazer, contudo, é o impacto do nível de Hb na medição qualitativa, por exemplo, abaixo de cerca de 8 g/dL de Hb, as medições de actividade G6PD tendem a ser nitidamente superiores, provavelmente falsamente. As medições da actividade de G6PD de doentes anémicos não devem ser consideradas fiáveis.

Diagnóstico qualitativo:

Os kits padronizados disponíveis comercialmente permitem uma determinação visual do fenótipo G6PD. Todos estes envolvem a conversão enzimática de NADP+ para NADPH por G6PD, que pode ser visualizada directamente (utilizando iluminação fluorescente) ou indirectamente (utilizando um de vários corantes azóicos que mudam de cor na presença de NADPH).

Citologia:

As técnicas citológicas podem ser usadas para medir o grau de activação X por lyonização em fêmeas heterozigotas. Estes métodos mancham de forma diferente os glóbulos vermelhos individuais e permitem estimar a proporção de células que exprimem a enzima G6PD defeituosa. Foram descritas várias técnicas, incluindo um método recente de citometria de fluxo de particular promessa para ambientes clínicos e de investigação.

Genética:

A principal vantagem da genotipagem da G6PD é um diagnóstico não fundamentado pelas variáveis fisiológicas que afectam a actividade da G6PD, tais como pacientes que sofrem de anemia hemolítica aguda ou de lionização em fêmeas heterozigotas. A desvantagem primária, contudo, é a incerteza de um diagnóstico "normal" ao aplicar primers a genótipos conhecidos seleccionados utilizando técnicas padrão de polimorfismo de comprimento de fragmento de PCR/restringimento (RFLP). O paciente pode ser deficiente mas com um genótipo não representado na análise genética - um risco significativo com a G6PD, que é um gene complexo com mais de 200 variantes conhecidas documentadas. Novas variantes de G6PD são rotineiramente encontradas onde quer que se possam efectuar investigações suficientemente detalhadas. Embora a sequenciação de genes inteiros seja certamente possível, é actualmente impraticável num sentido clínico de rotina devido ao seu tamanho muito grande (18,5 kb), estrutura complexa (13 exons), e a ocorrência de mutações ao longo de todo o seu comprimento. A metodologia mais comummente aplicada é a PCR/RFLP e requer a selecção específica de uma série de iniciadores específicos de mutações limitadas pela praticidade. [9]

Malária Vivax durante a gravidez

Plasmodium vivax, o parasita mais difundido causador da malária humana, é responsável por cerca de 130-435 milhões de infecções anualmente e é a principal causa da malária na maior parte da Ásia e da América Latina. Embora a infecção por P. vivax seja geralmente considerada muito mais benigna do que a infecção por Plasmodium falciparum, evidências históricas sugerem uma mortalidade significativa associada à malária por P. vivax na era pré-antimalária, e a morte causada pela malária por P. vivax tem sido cada vez mais reconhecida ao longo dos últimos anos.

O impacto da infecção por P. vivax nos resultados da gravidez na Papua, Indonésia. Dos 50 milhões de gravidezes que ocorrem anualmente em países onde a malária é endémica, aproximadamente metade ocorrem em zonas onde a malária P. vivax é endémica. O paludismo P. falciparum durante a gravidez é uma causa bem conhecida de morbilidade e mortalidade materna e fetal. Todos os anos, estima-se que 10.000 mortes maternas resultam de anemia malária, e 60-200.000 mortes infantis resultam de malária - associado ao baixo peso à nascença em África. Em áreas de baixa transmissão, tais como em muitas áreas da América Latina e da região Ásia-Pacífico (e onde adultos migram de áreas livres de malária para áreas de endemicidade), as mulheres grávidas podem ter imunidade limitada na gravidez e podem ser susceptíveis a doenças sintomáticas e graves. A malária sintomática pode levar ao parto prematuro e à perda fetal, e os recém-nascidos de mães não imunes podem estar sujeitos a um risco particular de malária congénita resultante da passagem transplacentária de parasitas.

Embora a infecção por P. vivax durante a gravidez tenha sido reconhecida durante muitos anos, o impacto de tal infecção durante a gravidez só recentemente foi avaliado. Em séries da Tailândia e da Índia, as mulheres com infecção por P. vivax eram mais frequentemente anémicas e deram à luz neonatos de peso inferior, em comparação com as mulheres não infectadas, mas os efeitos foram menos pronunciados do que os associados à infecção por P. falciparum. Em ambos os estudos, a infecção por P. vivax foi mais comum durante a primeira gravidez, e a prevalência de tal infecção atingiu o seu pico mais cedo durante o segundo trimestre.

O estudo da Papua, Indonésia, de Poespoprodjo et al. acrescenta mais apoio para um impacto significativo da malária P. vivax nos resultados da gravidez. Das 2570 mulheres que deram à luz num hospital distrital, 16,8% eram parasitárias no parto; destas mulheres parasitárias, 58% e 34% tinham monoinfecções devido a P. falciparum e P. vivax, respectivamente, e as restantes tinham infecções mistas. Como esperado, a malária P. falciparum foi associada a uma diminuição considerável do peso à nascença (192 g) e a um aumento de 2,8 vezes nas probabilidades de anemia grave (concentração de hemoglobina, <7 g/dL). Embora os efeitos da malária P. vivax fossem menos pronunciados do que os efeitos da malária P. falciparum, as mulheres com infecção por P. vivax também deram à luz recém-nascidos com pesos mais baixos (108 g) e eram mais susceptíveis de ter anemia (OR, 1,8), em comparação com as mulheres não infectadas, apesar das densidades parasitárias muito mais baixas e da ausência de febre em três quartos das mulheres com infecção por P. vivax. Ter febre estava associado a uma maior probabilidade de parto prematuro e anemia grave. Uma vez que o parto prematuro e o baixo peso à nascença são determinantes fundamentais da saúde infantil, a probabilidade 1,9 vezes maior de baixo peso à nascença associada à infecção por P. vivax pode também ter importantes consequências indirectas na sobrevivência da criança.

As diferenças entre P. vivax e P. falciparum são relevantes para compreender a patogénese das infecções devidas a estas espécies durante a gravidez. O P. vivax infecta apenas reticulócitos, invadindo-os após a ligação dos merozoitos ao antibiótico Duffy para quimiocinas; quando esta proteína não existe (um achado comum nas populações africanas), a infecção não ocorre. A predilecção pelos reticulócitos limita a parasitemia, enquanto que a carga de parasitas P. falciparum pode aumentar demasiado os níveis. Além disso, mais importante para as mulheres grávidas, os eritrócitos infectados com P. vivax não exprimem proteínas de superfície eritrócitos que lhes permitem sequestrar na vasculatura do hospedeiro. Em mulheres grávidas, o sequestro placentário de P. falciparum pode levar a uma elevada carga parasitária local, frequentemente associada a uma resposta inflamatória, que tem sido implicada na patogénese de baixo peso à nascença e anemia. Em 1 estudo, a patologia placentária na infecção por P. vivax foi modesta, e a sequestração esteve ausente. Isto sugere que a infecção sistémica na mãe, em vez da inflamação local da placenta, pode ser responsável pelos efeitos relatados de P. vivax. Ao contrário da infecção por P. falciparum, que tem o seu maior efeito no peso ao nascer durante as primeiras gravidezes, a infecção por P. vivax está associada ao baixo peso ao nascer durante a segunda gravidez e gravidezes subsequentes. Isto também sugere que os mecanismos que controlam a imunidade à infecção por P. falciparum dependente da paridade, incluindo o desenvolvimento de anticorpos às proteínas parasitárias que medeiam o sequestro da placenta, não são relevantes para a patogénese da infecção por P. vivax. Por último, as formas hipnozoite recorrentes são características do P. vivax e complicam o controlo da doença.

Há uma clara necessidade de estratégias melhoradas de controlo do paludismo dirigidas a ambas as espécies. As estratégias para controlar o paludismo P. falciparum em mulheres africanas grávidas consistem num pacote de tratamento de casos de doença malária, prevenção da exposição com mosquiteiros tratados principalmente com insecticida, e tratamento preventivo intermitente durante a gravidez (IPTp). IPTp é a administração de cursos curativos de um medicamento antimalárico a intervalos predefinidos durante o segundo e terceiro trimestres, sem determinar o estado de infecção da mulher. Orientações de prevenção semelhantes não foram desenvolvidas para a Ásia e América Latina, onde a transmissão da malária é frequentemente (mas nem sempre) baixa e onde o P. vivax coexiste com o P. falciparum.

O estudo de Poespoprodjo et al. ilumina alguns dos desafios para programas de controlo bem sucedidos que visam visar a infecção por P. vivax. Muitas das infecções por P. vivax eram assintomáticas e, portanto, eram susceptíveis de permanecerem indetectadas e não tratadas nos cuidados pré-natais de rotina. Assim, para além de uma gestão eficaz dos casos, as estratégias preventivas são importantes. O efeito das redes mosquiteiras tratadas com insecticida para mulheres grávidas e os seus bebés não é bem caracterizado fora de África. As diferenças no comportamento dos mosquitos, como a alimentação, e o repouso ao ar livre durante a noite antes da hora de dormir, podem diminuir a eficácia das redes mosquiteiras tratadas com insecticida. Além disso, as redes mosquiteiras tratadas com insecticida, quando fornecidas como parte dos cuidados pré-natais, não preveniriam recaídas de infecções pré-existentes. A primaquina, a única opção terapêutica para estas formas de tecido adormecido, está contra-indicada durante a gravidez, devido ao risco de hemólise fetal. A cloroquina tem sido a terapia de primeira linha para o paludismo de P. vivax desde 1946, mas apenas um único ensaio de profilaxia de cloroquina para o paludismo de P. vivax durante a gravidez foi realizado (na Tailândia). Este estudo mostrou que a profilaxia semanal com cloroquina era altamente eficaz na prevenção da infecção, mesmo em mulheres que tinham documentado a infecção por P. vivax aquando da inscrição no estudo e que, portanto, eram susceptíveis de apresentar recaídas da infecção. No entanto, o cumprimento da profilaxia semanal da malária P. falciparum durante a gravidez tem sido deficiente. A administração de cloroquina como IPTp poderia ser considerada, e os efeitos de tal profilaxia demonstraram ser equivalentes aos da profilaxia semanal supervisionada para o paludismo P. falciparum no Mali. Outras abordagens, tais como o rastreio das mulheres que frequentam os cuidados pré-natais para a infecção e a prestação de tratamento e profilaxia contínua ou IPTp apenas a mulheres infectadas, ainda não foram formalmente avaliadas quanto à sua capacidade de mitigar as consequências da infecção por P. falciparum ou P. vivax durante a gravidez.

O estudo de Poespoprodjo et al. destaca também o aparecimento de resistência de alto grau à cloroquina em P. vivax como uma preocupação significativa. A resistência às drogas é cada vez mais comum na Indonésia e na Papua Nova Guiné e é menos comum no Vietname, Turquia, e partes da América Latina. Embora a concepção do estudo de Poespoprodjo et al. não tenha permitido separar os efeitos da resistência aos medicamentos per se, os autores argumentam que a persistência da infecção teria agravado os efeitos adversos da infecção por P. vivax. A resistência aos medicamentos pode também ter encurtado o tempo de recidiva das infecções latentes. O grau de resistência à cloroquina e a fraca tolerância e baixa eficácia da quinina oral levaram à introdução da diidroartemisina- piperaquina (DHA-PIP) em 2006 para o tratamento de infecções por P. falciparum e P. vivax durante o segundo e terceiro trimestres no sul da Papua. Esta é a primeira área no mundo a implementar a terapia DHA-PIP durante a gravidez. O DHA-PIP é muito eficaz para o tratamento de infecções devidas tanto ao P. vivax como ao P. falciparum e é vantajoso, porque proporciona até 6 semanas de profilaxia pós tratamento contra novas infecções e recaídas de P. vivax, devido à eliminação lenta da piperaquina. O DHA-PIP ou outras combinações de piperaquinas constituiriam, portanto, uma opção atractiva a considerar para o IPTp. Contudo, fora do sul da Papua, o DHA-PIP ainda não foi amplamente utilizado durante a gravidez, a não ser como terapia de resgate na fronteira tailandesa com a Birmânia, e é necessária mais informação sobre o seu perfil de segurança, farmacocinética, e dosagem óptima antes de ser amplamente utilizado como IPTp. A malária P. vivax é uma infecção muito comum e altamente significativa em mulheres grávidas, com graves consequências para a saúde materna e infantil. É urgentemente necessário um investimento significativo em investigação para expandir o arsenal muito limitado de instrumentos eficazes para combater este parasita negligenciado, que actualmente ameaça milhões de gravidezes quase inalteradas. [10]

Malária Vivax em crianças

Quatro países são responsáveis por mais de 80% dos casos estimados de P. vivax (Etiópia, Índia, Indonésia, e Paquistão). Só a Índia contribui em 80% para o fardo da malária no Sudeste Asiático. Observou-se que o risco de doença grave de P. vivax em residentes de áreas endémicas aumentou com o aumento da intensidade de transmissão, embora a contribuição de menos acesso aos cuidados e de mais comorbilidade nestes contextos não esteja bem quantificada. Como resultado da taxa mais lenta de diminuição da incidência de P. vivax, muitos programas de controlo da malária que estão a avançar para a eliminação precisam de dar maior atenção ao controlo da P. vivax, particularmente em países fora da África subsaariana. De facto, o P. vivax predomina em países nas fases de pré-eliminação e eliminação.

P. vivax há muito que é considerado como tendo um curso benigno com recidivas múltiplas. As complicações típicas observadas no P. falciparum malária não são normalmente encontradas nas monoinfecções de P. vivax. No entanto, durante os últimos anos, a tendência nas manifestações clínicas da malária de P. vivax tem vindo a mudar. Vários estudos isolados da Índia relataram casos complicados graves de paludismo de P. vivax.

Embora este tipo de malária seja um enorme fardo de doença, a investigação sobre a doença é escassa, provavelmente por ser considerada malária benigna em comparação com a malária falciparum. No entanto, com a implementação do diagnóstico molecular, tornou-se evidente que a monoinfecção por P. vivax poderia também estar envolvida em disfunções orgânicas múltiplas e em doenças graves que ameaçam a vida, como se viu na infecção por P. falciparum. [11]

P.vivax é o mais prevalecente dos cinco parasitas da malária humana fora da África. Está principalmente ausente da África Central e Ocidental porque uma elevada proporção da população tem o fenótipo Duffynegative, o que impede a invasão eritrócita pelo parasita. Em outras regiões tropicais do mundo, P.vivax coexiste com outras espécies Plasmodium e as infecções mistas são comuns. Como as taxas de transmissão são baixas na maioria das regiões onde o P.vivax é predominante, a população afectada não atinge níveis elevados de imunidade ao parasita e as pessoas de todas as idades estão em risco de infecção, embora as crianças estejam mais frequentemente doentes. A evidência crescente de que o P.vivax está a tornar-se cada vez mais resistente à cloroquina na Ásia7 é particularmente importante à luz do facto de esta espécie Plasmodium altamente transmissível ser pelo menos tão perigosa como o falciparum, especialmente para os bebés.

Nas crianças os sintomas são variados e muitas vezes imitam outras doenças infantis comuns, particularmente gastroenterite, meningite/encefalite, ou pneumonia. A febre e a dor de cabeça podem ser os únicos sintomas, ou os sintomas gastrointestinais podem predominar. A febre é o sintoma principal, mas os padrões característicos regulares tercianos e quartanizados são observados em < 25% das crianças; contudo, é mais provável que as crianças tenham febre alta (>40°C), o que também pode levar a convulsões febris. Náuseas e vómitos são também comuns (especialmente no caso do P.falciparum) e podem dificultar o tratamento com medicamentos orais anti-malária. Pneumonia e diarreia aguda são as condições comorbitárias mais comuns associadas à malária e são ambas fortes preditoras de mortalidade. O diagnóstico de pneumonia numa criança com malária pode ser uma doença respiratória bacteriana ou viral coexistente, mas o diagnóstico pode também ser dado a uma criança com problemas respiratórios relacionados com a malária. Do mesmo modo, a diarreia aguda pode ser uma característica da malária clínica, ou o resultado de uma doença diarreica concomitante de um agente patogénico entérico.

Mesmo que os rigores acompanhem frequentemente infecções com P.vivax, em comparação com os adultos, as crianças são menos propensas a queixar-se de calafrios, artralgia/mialgia ou dor de cabeça, mas são mais propensas a ter hepatomegalia, esplenomegalia e icterícia. Em geral, a gravidade dos sintomas e o risco de morte aumentam com o aumento da parasitemia.

CAPÍTULO 5

Paludismo congénito

As mulheres grávidas são mais susceptíveis que outras de serem inoculadas e infectadas por parasitas da malária e são mais propensas a formas graves, tornando os resultados adversos particularmente comuns em mulheres primigravidas e seus descendentes.

Além da mãe, a malária pode infectar também a placenta e o feto, levando a um baixo peso à nascença através de retardamento do crescimento intra-uterino e/ou prematuridade. As estimativas para o paludismo induzido com baixo peso à nascença variam entre 7,8-45,3 de cada 1000 nascidos vivos e os riscos de mortalidade associados durante o primeiro mês de vida são cerca de 40 vezes superiores aos dos bebés com peso normal à nascença.

A correlação dependente da concentração de parasitas entre a parasitemia do sangue periférico materno, placenta e parasitemia do sangue umbilical (fetal) é conhecida há muito tempo.

Os quatro tipos de paludismo humano podem ser transmitidos de forma congénita, mas a doença está mais frequentemente associada a P.vivax. Que a malária congénita não é vista com mais frequência deve-se em parte à função de barreira eficaz da placenta. Embora a malária congénita se desenvolva em 0,1% das mães imunitárias e 10% das mães não imunitárias em áreas endémicas, a infecção placentária ocorre em até um terço das mulheres grávidas. Em áreas endémicas, é difícil distinguir a malária adquirida de forma congénita da adquirida por transmissão pós-natal de mosquitos.

O início dos sintomas é insidioso e ocorre normalmente com 2 a 8 semanas de idade. O paroxismo típico da malária está geralmente ausente, com o bebé a apresentar, em vez disso, mais sintomas como a septicemia: irritabilidade, má alimentação, vómitos e diarreia. A febre e a hepatoesplenomegalia podem ser encontradas no exame físico. A descoberta laboratorial mais comum é a anemia, mas também são comuns a trombocitopenia e a hyerbilirrubinemia (não específica). A terapia para as espécies infectadas de malária é curativa, mas ao contrário da mãe, a criança não necessita de tratamento das fases exo-eritrocíticas do parasita.

Curiosamente, novas provas sugerem que um subconjunto das crianças afectadas verticalmente está também em maior risco de infecções por malária mais tarde na vida. [12]

As mulheres grávidas são mais susceptíveis do que as não grávidas ao paludismo, especialmente na primeira e segunda gravidez. Pelo contrário, a malária congénita continua a ser extremamente rara tanto em zonas endémicas como não endémicas. Nos países endémicos, a malária congénita é principalmente causada por P. falciparum. Nos países europeus, a maioria dos casos deve-se à malária Plasmodium malariae e P. vivax, associada à diminuição ao longo do tempo da imunidade à malária, e à imunossupressão observada no final da gravidez. [13]

Prevenção e controlo

A malária é uma doença difícil de controlar, em grande parte devido à natureza altamente adaptável do vector e dos parasitas envolvidos. Embora tenham sido e continuarão a ser desenvolvidos instrumentos eficazes para combater o paludismo, inevitavelmente, com o tempo, os parasitas e os mosquitos evoluirão meios para contornar esses instrumentos se forem utilizados isoladamente ou de forma ineficaz. Para conseguir um controlo sustentável sobre o paludismo, os profissionais de saúde precisarão de uma combinação de novas abordagens e instrumentos, e a investigação desempenhará um papel crucial no desenvolvimento dessas estratégias da próxima geração.

Populações especiais:

A malária tem um impacto significativo na saúde de bebés, crianças pequenas e mulheres grávidas em todo o mundo. Mais de 800.000 crianças africanas com menos de cinco anos morrem de paludismo todos os anos. O paludismo também contribui para a malnutrição em crianças, que indirectamente causa a morte de metade de todas as crianças com menos de cinco anos de idade em todo o mundo. Cinquenta milhões de mulheres grávidas em todo o mundo são expostas ao paludismo todos os anos. Nas regiões endémicas, um quarto de todos os casos de anemia materna grave e 20 por cento de todos os bebés de baixo peso estão ligados à malária. Os cientistas estão a trabalhar para compreender melhor como a malária afecta exclusivamente crianças e mulheres grávidas e para desenvolver novos instrumentos de investigação, métodos e produtos apropriados para estas populações.

Desenvolvimento de Vacinas:

O desenvolvimento de uma vacina segura e eficaz contra a malária será fundamental nos esforços de controlo, prevenção e erradicação da malária. Actualmente, não existe nenhuma vacina licenciada contra a malária (ou qualquer doença parasitária que afecte os seres humanos). A complexidade do parasita Plasmodium e a falta de compreensão dos processos críticos, tais como a protecção imunitária do hospedeiro e a patogénese da doença, têm dificultado os esforços de desenvolvimento da vacina.

Desenvolvimento de Drogas:

Os medicamentos antipalúdicos, em combinação com programas de controlo de mosquitos, têm historicamente desempenhado um papel fundamental no controlo da malária em áreas endémicas, resultando numa redução significativa da amplitude geográfica da doença malária em todo o mundo. No entanto, ao longo dos anos, o aparecimento e propagação de parasitas resistentes aos medicamentos tem contribuído para um ressurgimento da malária, fazendo recuar os esforços de controlo. A necessidade de novos medicamentos eficazes para o paludismo tornou-se uma prioridade crítica na agenda global de investigação sobre o paludismo.

Diagnósticos

Novos e melhores diagnósticos são essenciais para o controlo eficaz da malária. Actualmente, a técnica mais fiável para o diagnóstico da malária é, como foi ao longo do século passado, trabalhosa, confiando em técnicos altamente treinados que utilizam microscópios para analisar esfregaços de sangue. Esta análise microscópica é demorada, variável em qualidade, difícil de utilizar em campos com poucos recursos, e não consegue detectar a resistência aos medicamentos.

Abordagens de Gestão Vectorial:

Instrumentos de gestão vectorial tais como insecticidas, modificação ambiental, e redes mosquiteiras têm contribuído muito para o sucesso dos esforços de controlo da malária historicamente, mas têm enfrentado retrocessos nos últimos anos devido a factores tais como o aparecimento da resistência aos insecticidas nos mosquitos. [14]

Microscopia de Plasmodium vivax

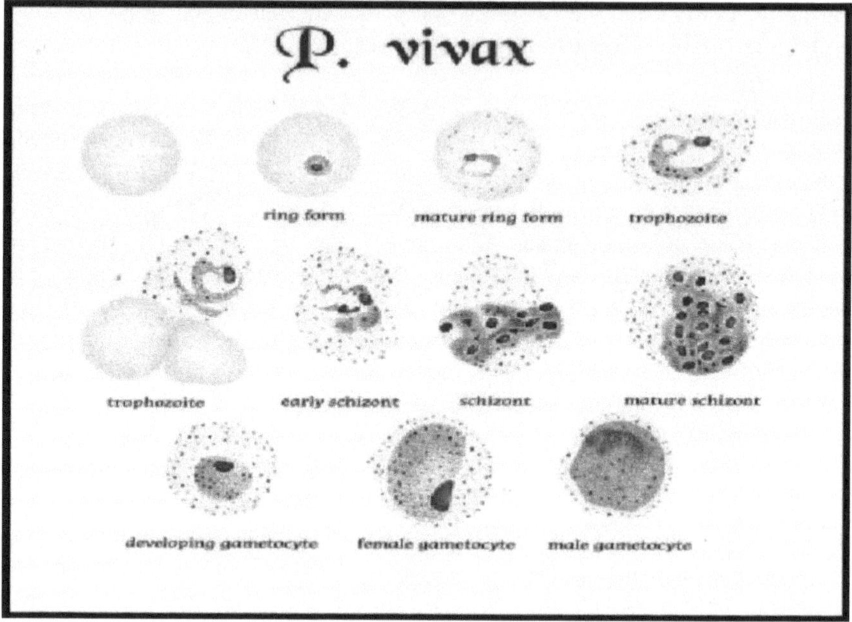

Vector

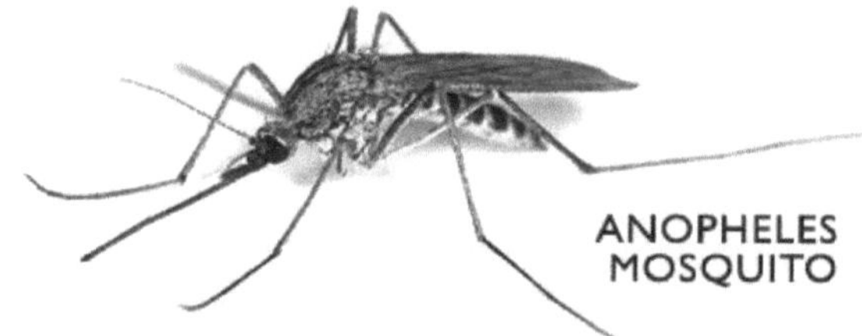

A malária é transmitida entre humanos por mosquitos fêmeas do género Anopheles. Os mosquitos fêmeas tomam refeições de sangue para realizar a produção de ovos, e essas refeições de sangue são a ligação entre o humano e os hospedeiros de mosquitos no ciclo de vida do parasita. O desenvolvimento bem sucedido do parasita da malária no mosquito (desde a fase de "gametócito" até à fase de "esporozoite") depende de vários factores. O mais importante é a temperatura e humidade ambiente (temperaturas mais elevadas aceleram o crescimento do parasita no mosquito) e se o Anopheles sobrevive o tempo suficiente para permitir que o parasita complete o seu ciclo no hospedeiro do mosquito (ciclo "esporogónico" ou "extrínseco", duração de 10 a 18 dias). Ao contrário do hospedeiro humano, o hospedeiro mosquito não sofre notavelmente com a presença dos parasitas.

Existem aproximadamente 3.500 espécies de mosquitos agrupados em 41 géneros. A malária humana é transmitida apenas por fêmeas do género Anopheles. Das cerca de 430 espécies de Anopheles, apenas 30-40 transmitem a malária (ou seja, são "vectores") na natureza.

Distribuição Geográfica:

Anophelines são encontradas em todo o mundo, excepto na Antárctida. A malária é transmitida por diferentes espécies de Anopheles, dependendo da região e do ambiente. Anophelines que podem transmitir a malária são encontradas não só em zonas endémicas, mas também em zonas onde a malária foi eliminada. Estas últimas áreas correm assim um risco constante de reintrodução da doença.

Fases da vida:

Como todos os mosquitos, as anophelines passam por quatro fases no seu ciclo de vida: ovo, larva, pupa, e adulto. As três primeiras fases são aquáticas e duram 5-14 dias, dependendo da espécie e da temperatura ambiente. A fase adulta é quando o mosquito fêmea Anopheles actua como vector da malária. As fêmeas adultas podem viver até um mês (ou mais em cativeiro) mas muito provavelmente não vivem mais de 1-2 semanas na natureza.

Ovos

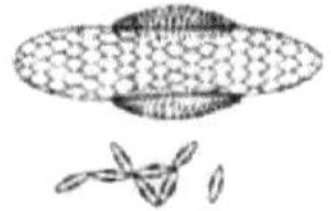

As fêmeas adultas põem 50-200 ovos por oviposição. Os ovos são postos individualmente directamente na água e são únicos por terem flutuadores de ambos os lados. Os ovos não são resistentes à secagem e eclosão dentro de 2-3 dias, embora a eclosão possa demorar até 2-3 semanas em climas mais frios.

Larvas:

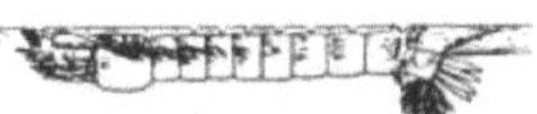

As larvas de mosquito têm uma cabeça bem desenvolvida com escovas bucais utilizadas para a alimentação, um grande tórax, e um abdómen segmentado. Não têm pernas. Ao contrário de outros mosquitos, as larvas de Anopheles não têm um sifão respiratório e, por esta razão, posicionam-se de modo a que o seu corpo seja paralelo à superfície da água.

As larvas respiram através de espiráculos localizados no 8º segmento abdominal e, portanto, devem vir à superfície com frequência.

As larvas passam a maior parte do seu tempo a alimentar-se de algas, bactérias e outros microrganismos na micro-camada de superfície. Mergulham abaixo da superfície apenas quando são perturbadas. As larvas nadam por movimentos bruscos de todo o corpo ou através da propulsão com as escovas bucais.

As larvas desenvolvem-se através de 4 fases, ou instares, após as quais se metamorfoseiam em pupas. No final de cada instar, as larvas fundem-se, libertando o seu exoesqueleto, ou pele, para permitir um maior crescimento.

As larvas ocorrem numa vasta gama de habitats mas a maioria das espécies prefere água limpa e não poluída. Larvas de mosquitos Anopheles foram encontradas em pântanos de água doce ou salgada, mangues, campos de arroz e valas de erva, nas margens de riachos e rios, e em pequenas poças de chuva temporárias. Muitas espécies preferem habitats com vegetação. Outras preferem habitats que não têm nenhum.

Alguns reproduzem-se em piscinas abertas, iluminadas pelo sol, enquanto outros só são encontrados em locais de reprodução sombreados em florestas. Algumas espécies reproduzem-se em buracos de árvores ou nas axilas foliares de algumas plantas.

Pupae:

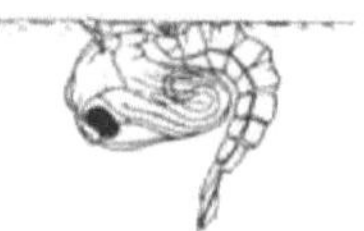

O cachorro tem a forma de vírgula quando visto de lado. A cabeça e o tórax são fundidos num cefalotórax com o abdómen a curvar-se por baixo. Tal como acontece com as larvas, as pupas devem vir à superfície frequentemente para respirar, o que fazem através de um par de trombetas respiratórias no cefalotórax. Após alguns dias como pupa, a superfície dorsal do cefalotórax separa-se e surge o mosquito adulto.

A duração do ovo ao adulto varia consideravelmente entre as espécies e é fortemente influenciada pela temperatura ambiente. Os mosquitos podem desenvolver-se do ovo ao adulto em apenas 5 dias, mas normalmente demoram 10-14 dias em condições tropicais.

Adultos:

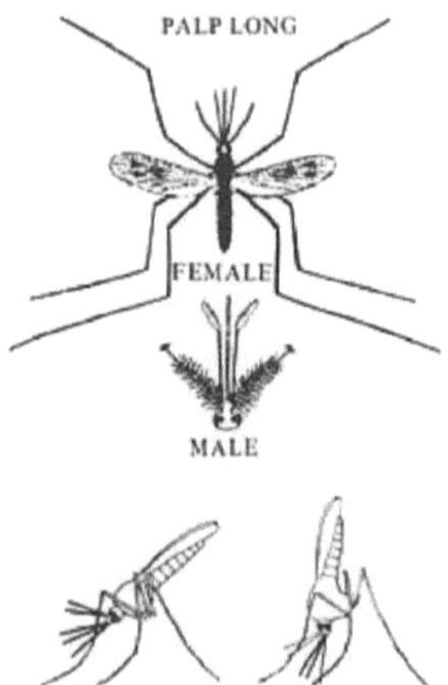

Como todos os mosquitos, as anophelines adultas têm corpos delgados com 3 secções: cabeça, tórax e abdómen.

A cabeça é especializada para a aquisição de informação sensorial e para a alimentação. A cabeça contém os olhos e um par de antenas longas e muito segmentadas. As antenas são importantes para detectar os odores do hospedeiro, bem como os odores dos locais de reprodução onde as fêmeas põem ovos. A cabeça tem também uma probóscide alongada, de projecção frontal utilizada para a alimentação, e duas palas sensoriais.

O tórax é especializado para a locomoção. Três pares de pernas e um par de asas são fixados ao tórax.

O abdómen é especializado para a digestão de alimentos e desenvolvimento de ovos. Esta parte segmentada do corpo expande-se consideravelmente quando uma fêmea toma uma refeição de sangue. O sangue é digerido ao longo do tempo servindo como fonte de proteína para a produção de ovos, que gradualmente enchem o abdómen.

Os mosquitos Anopheles podem ser distinguidos de outros mosquitos pelas palas, que são tão longas como a probóscide, e pela presença de blocos discretos de escamas pretas e brancas nas asas. Os Anopheles adultos também podem ser identificados pela sua posição típica de repouso: os machos e as fêmeas descansam com o abdómen enfiado no ar em vez de paralelamente à superfície sobre a qual descansam.

Os mosquitos adultos acasalam geralmente poucos dias depois de saírem da fase de pupa. Na maioria das espécies, os machos formam grandes enxames, geralmente à volta do anoitecer, e as fêmeas voam para os enxames para acasalar.

Os machos vivem cerca de uma semana, alimentando-se de néctar e de outras fontes de açúcar. As fêmeas também se alimentam de fontes de açúcar para energia, mas normalmente requerem uma refeição de sangue para o desenvolvimento dos ovos. Depois de obter uma refeição de sangue completa, a fêmea descansará durante alguns dias enquanto o sangue é digerido e os ovos são desenvolvidos. Este processo depende da temperatura, mas normalmente demora 2-3 dias em condições tropicais. Uma vez que os ovos estejam completamente desenvolvidos, a fêmea deposita-os e retoma a procura do hospedeiro.

O ciclo repete-se até a fêmea morrer. As fêmeas podem sobreviver até um mês (ou mais tempo em cativeiro) mas muito provavelmente não vivem mais de 1-2 semanas na natureza. As suas hipóteses de sobrevivência dependem da temperatura e humidade, mas também da sua capacidade de obter com sucesso uma refeição de sangue, evitando ao mesmo tempo as defesas do hospedeiro. [15]

Referências:
1- http://scientistsagainstmalaria.net/parasite/plasmodium-vivax
2- https://en.wikipedia.org/wiki/History da malária
3- https://www.ncbi.nlm.nih.gov/pmc/articles/PMC5198891/
4- http://www.microbiologynotes.com/life-cycle-of-plasmodium-vivax/
5- https://www.cdc. gov/malaria/about/disease.html
6- https://malariajournal.biomedcentral.com/articles/10.1186/1475-2875-10-297
7- https://bmcpublichealth.biomedcentral.com/articles/10.1186/1471 -2458-13-637
8- https://malariajournal.biomedcentral.com/articles/10.1186/s12936-017-2143-y
9- https://www.ncbi.nlm.nih.gov/pmc/articles/PMC5198890/
10- https://academic.oup.com/cid/article/46/9/1382/328844
11- https://www.hindawi.com/journals/mrt/2014/765657/

12- https://www.ncbi.nlm.nih.gov/pmc/articles/PMC3507524/

13- https://malariajournal.biomedcentral.com/articles/10.1186/1475-2875-9-63

14- https://www.niaid.nih.gov/diseases-conditions/malaria-strategies

15- https://www.cdc.gov/malaria/about/biology/mosquitoes/

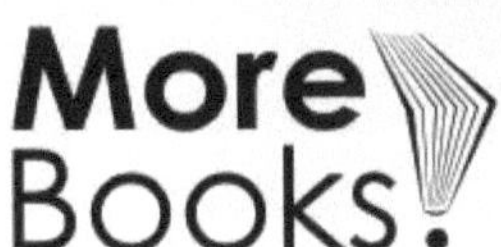

More
Books!

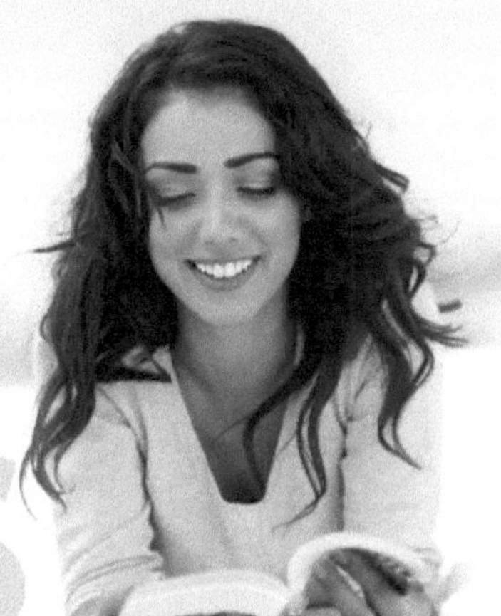

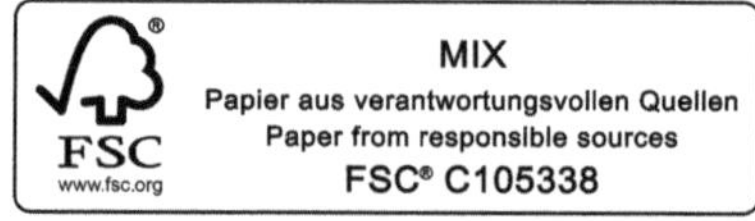

Printed by Books on Demand GmbH, Norderstedt / Germany